给孩子的口腔科普漫画

出发！
爱牙五侠

阳婵 邹静 著绘

中国铁道出版社有限公司
CHINA RAILWAY PUBLISHING HOUSE CO., LTD.

图书在版编目（CIP）数据

出发！爱牙五侠：给孩子的口腔科普漫画 / 阳婵，邹静
著绘 . — 北京：中国铁道出版社有限公司，2022.6
ISBN 978-7-113-28779-5

Ⅰ.①出… Ⅱ.①阳… ②邹… Ⅲ.①牙－保健－儿童
读物 Ⅳ.① R78-49

中国版本图书馆 CIP 数据核字（2022）第 010719 号

书　　名：**出发！爱牙五侠——给孩子的口腔科普漫画**
作　　者：阳　婵　邹　静

责任编辑：董姗姗　魏　明　　**编辑部电话：(010)51873457　　电子信箱：34644051@qq.com**
封面设计：刘　莎
责任校对：王　杰
责任印制：赵星辰

出版发行：中国铁道出版社有限公司（100054，北京市西城区右安门西街8号）
网　　址：http://www.tdpress.com
印　　刷：中煤（北京）印务有限公司
版　　次：2022年6月第1版　2022年6月第1次印刷
开　　本：787 mm×1 092 mm 1/16　印张：10　字数：256千字
书　　号：ISBN 978-7-113-28779-5
定　　价：69.80元

序（一）

我从小就喜欢画画，且喜欢用绘画来记录自己的生活和工作。同时，作为一名儿童口腔医生，一个妈妈，看到小朋友们补牙时紧张的表情，我心疼不已。

最好的治疗是把蛀牙扼杀在摇篮里——预防龋齿是关键！那怎么教大家预防龋齿呢？这时，一个大胆的想法就浮现在我的脑海里：如果出一本适合儿童阅读的保护牙齿方面的漫画书，通过阅读在孩子们心里种下一颗"爱牙"的种子，是不是就可以减少孩子长蛀牙了呢？但因种种原因，想法被埋藏在心里，一直未能得以实现。

转眼到了2019年的冬天，因为疫情大家都待在家里，生活节奏骤然慢了下来。偶然跟朋友朱凡闲聊，她忽然提议画一本口腔科普类的漫画，我听到后内心的小火苗又被重新点燃，说干就干。我们细细思索呈现哪些口腔知识，如何呈现。最开始的想法是"科普文章＋插画"的形式，但是想想自己都鲜有耐心看大段文字，更何况是小朋友，最后经过几番思索决定用漫画——阅读起来最快乐的形式来呈现这部科普作品。

自此，我的生活模式发生了改变：白天上班给小朋友看牙，晚上整理思路，画图。开始漫画创作之后，才发现这可比写博士论文难多了，做实验至少还有文献和实验方案可以参考，而儿童口腔长篇科普漫画，这个真的没有太多作品可以参考，只能自己一点一点地摸索。

在这里我要非常感谢我的家人，帮我承担了大部分带娃的责任，不然真的没办法每天熬夜到两三点来画画。要感谢我的博导邹静教授，作为全国儿牙的主席，临床、科研、公务缠身，还要抽时间反复跟我校对内容，保证其严谨性。要感谢朱凡，没有她，就不会有这本书。还要感谢姗姗和魏明，没有她们的专业建议与支持，这本书也不可能得以完美呈现。

当然，最后还要感谢每一位翻开这本书的小读者们，让我有机会与你们的小宇宙发生连接，讲述小小的，却很重要的口腔保健知识。如果可以凭借一个个故事在你们的心中埋下一颗"爱牙"的小种子，我相信，你们终将拥有一口漂亮的、健康的牙齿。

阳婵

2022年1月

序（二）

　　我和阳婵相识于 2009 年，她报考研究生的时候。当时，我边听她娓娓谈起自己对儿童口腔医学的理解，对未来的规划，边翻开她的个人简历，就那么一瞬间我被深深地吸引了：简历竟然是几页生动有趣的连环画！有爱心、有童趣、有特长，这孩子具备成为一名优秀儿童牙医的潜质，我毫不犹豫选择了她。

　　作为她的导师，这些年看着她一路从硕士、博士、博士后，成长为一名深受孩子喜爱、家长信赖的儿童口腔医生，我对她当下的成绩感到欣慰，也感谢她为中国儿童口腔健康所付出的艰辛和努力。去年年初，她问我是否愿意跟她合作一本漫画书，以孩子们喜爱的漫画形式教会他们如何保护牙齿，我答应下来，因为作为中华口腔医学会儿童口腔专业委员会的主任委员、国家临床重点专科儿童口腔科的学科负责人和带头人，我深知中国儿童口腔健康状况的严峻，深知家长们及全社会对专业科普的迫切需要，也知道在我国孩子们喜爱的专业科普漫画书是缺乏的。自此，我们开始了漫长的创作之路，花费了近两年的时间，绘画、文稿撰写、一次又一次的修改、调色，终于在 2021 年岁末完成了这部作品。

　　许多孩子都有口腔问题，例如龋齿、牙齿不整齐等等，这些问题的产生多与家长缺乏口腔保健意识以及专业、系统的口腔护理知识相关。2016 年中共中央、国务院发布的《"健康中国 2030"规划纲要》中明确指出："推进健康中国建设，要坚持预防为主，推行健康文明的生活方式，减少疾病的发生。要优化健康服务体系，动员全社会参与，突出解决好妇女儿童、老年人等重点人群的健康问题。"没有口腔健康就没有全身健康，我们这本漫画专业科普书旨在教会小朋友们如何保持口腔健康，尤其是牙齿健康。

　　本书是国内为数不多的针对孩子们出版的原创儿童口腔专业科普漫画书，本书里的内容和每个角色都生动立体，贴近儿童生活，且生动逗趣，摆脱了专业书籍的严肃，让家长们读起来也饶有生趣，非常适合亲子阅读。

　　近年来国家也越来越重视人民群众的口腔健康。国家卫健委办公厅印发了《健康口腔行动方案（2019—2025 年）》，提出进行全人群、全生命周期的口腔健康管理，到 2025 年将中国 12 岁儿童的龋患率控制在 30% 以内，应重点关注儿童和老年人的口腔健康。国家卫健委牵头的儿童口腔疾病综合干预项目是国家的一项重大公共卫生项目，到目前已进行了十年，中央财政安排专项经费用于儿童口腔健康水平的提升，国家下大力气来做这项工作足以表明对儿童口腔健康的重视。为了让良好的生活习惯、口腔卫生习惯在孩子们心里生根发芽，为了让他们可以甜美微笑，我们任重而道远。

希望我们这本书能在小朋友们的心里种下一颗"爱护牙齿"的种子，让家长和孩子们都能意识到牙齿健康、口腔健康对全身健康、生活质量的重要性，让孩子们逐渐形成正确的口腔健康意识，养成良好的口腔卫生习惯，快乐健康生活。

国家口腔医学中心·四川大学华西口腔医院

国家临床重点建设专科负责人

中华口腔医学会儿童口腔医学专委会主任委员

邹 静

2022 年 1 月

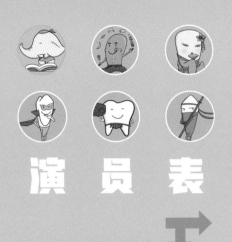

演 员 表

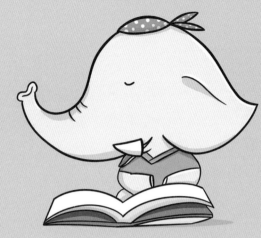

大 象 师 父

大象师父是儿童口腔医学博士，精通各种口腔知识，它负责带领爱牙五侠维护小朋友们的口腔健康，同时也会帮助牙齿解决各种困难。

糖 卷 儿

我是舌头，和牙齿是默契的搭档。咀嚼食物、说话都需要我们双方的配合，而且我的位置和动作还会影响牙齿是否能够排列整齐。我能识别各种味道，品尝美食我可是行家。

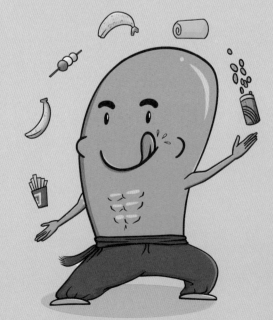

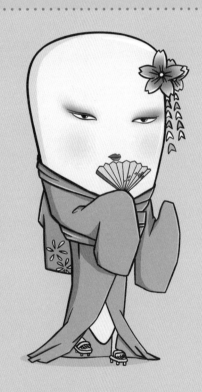

小 美

我是门牙，是牙齿的门面担当，我的作用是切断食物。啃西瓜吃排骨全靠我啦。

我位置靠前，如果牙齿受到撞击，最先遭殃的可能就是我。所以小朋友一定要爱护我，运动的时候要注意安全哦。

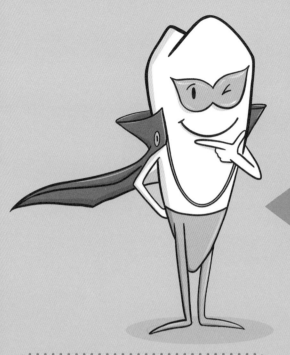

双喜

我是双尖牙，也叫前磨牙。我有两个牙尖，长在尖牙的后面。既有撕咬的功能，也有磨碎食物的功能。

莫莫

我是磨牙，长得方方的，在所有牙齿的后面，负责磨碎食物。我的头顶上有很多窝窝和沟沟，这些窝沟是咀嚼食物的武器，但同时也是细菌藏身的地方，很容易引起蛀牙，所以一定要帮我做好清洁哦。

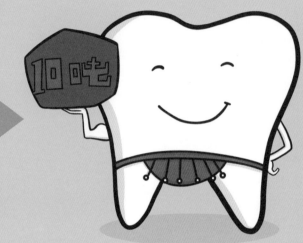

小虎

我是尖牙，也叫小虎。我是尖尖的三角形，长在门牙两边，嘴角的地方。我负责撕咬食物，吃肉的时候我可是主力。我是最长的牙齿，也是最坚固的牙齿。

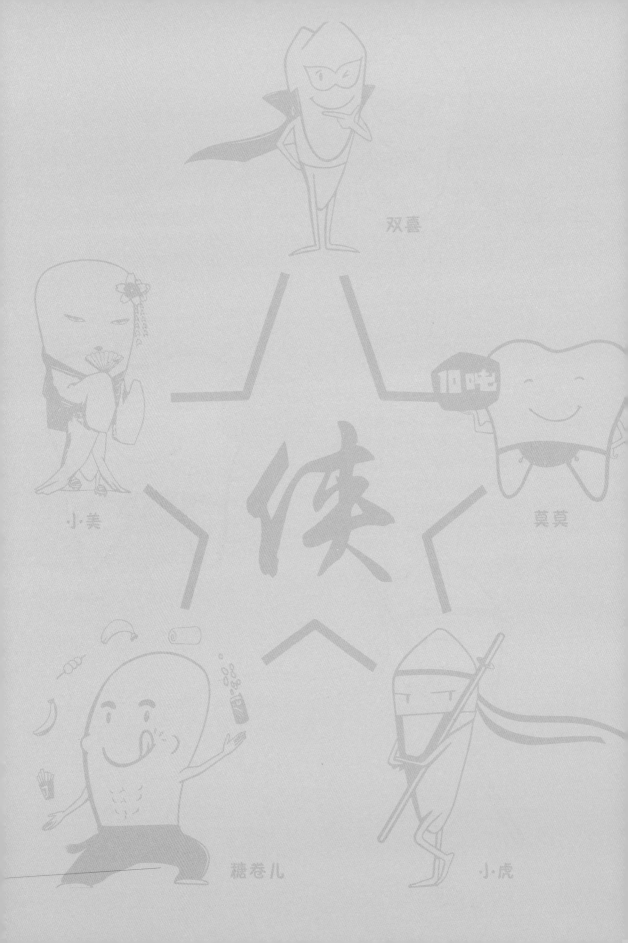

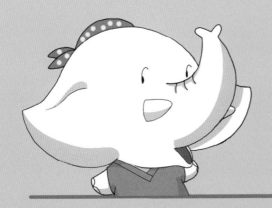

目　录
CONTENTS

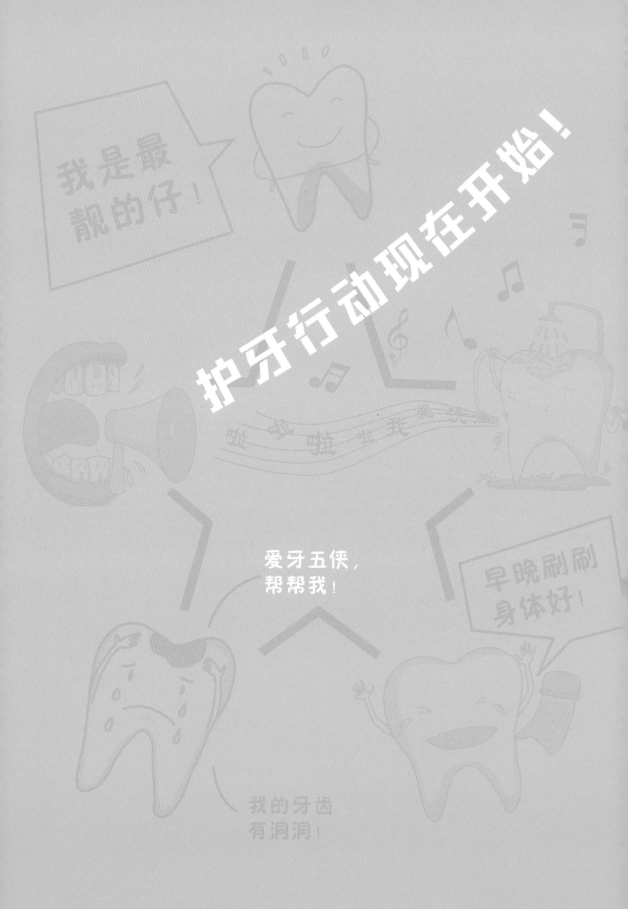

第 一 章

细菌的阴谋

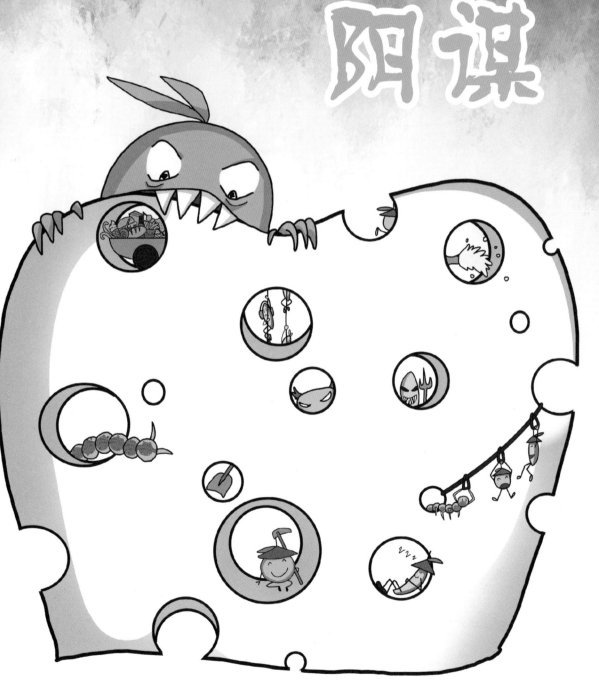

相传，牙齿和细菌的战争持续了 N 多个世纪。双方虽时有交战，倒也相安无事。但是，最近牙齿星球频频接到警报，受损牙齿越来越多，毁坏程度令人瞠目结舌……这到底是怎么回事？

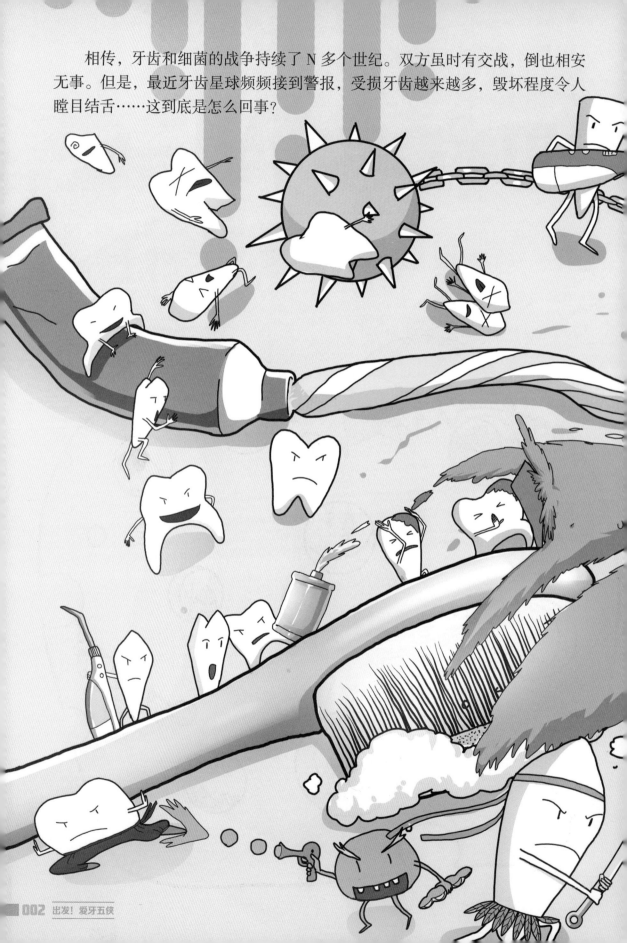

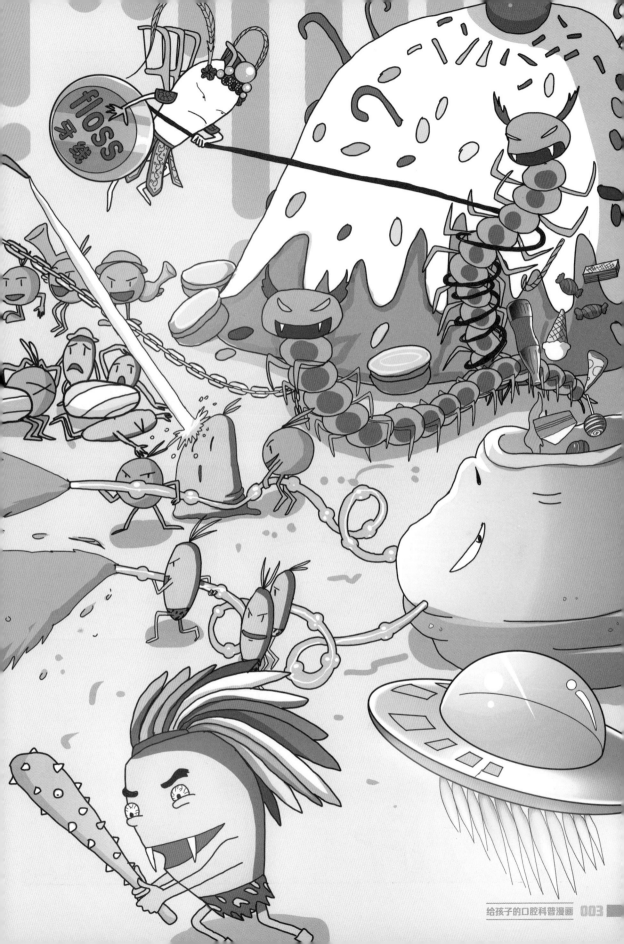

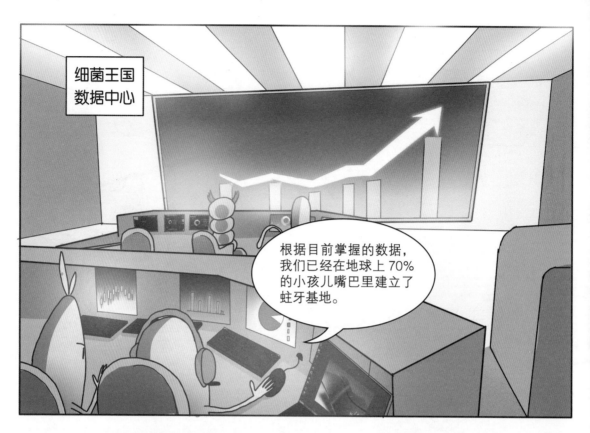

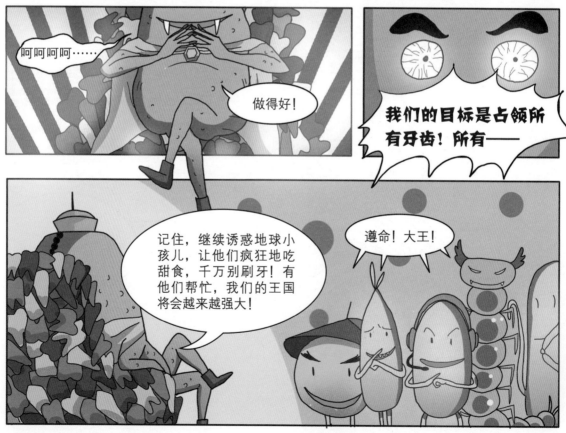

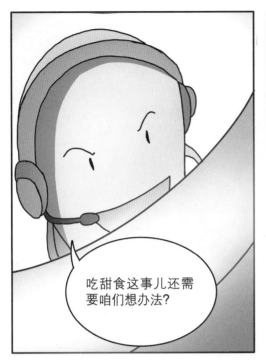

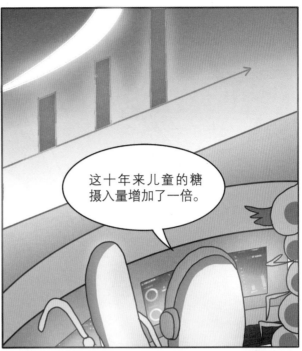

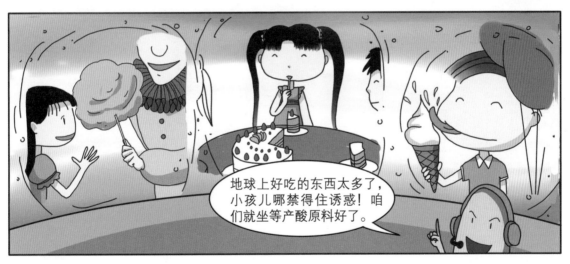

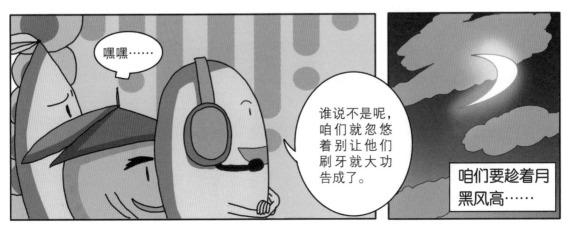

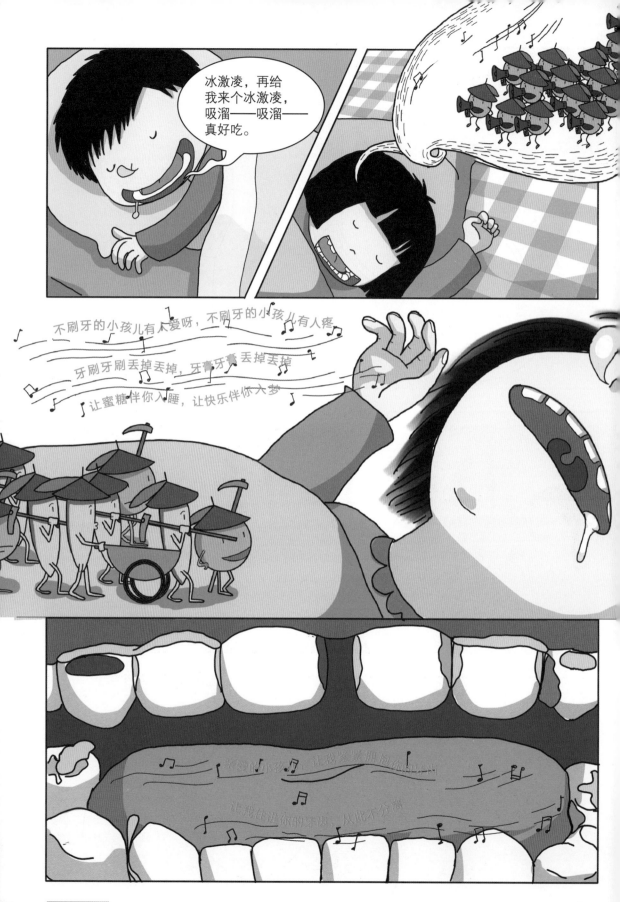

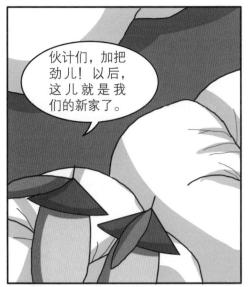

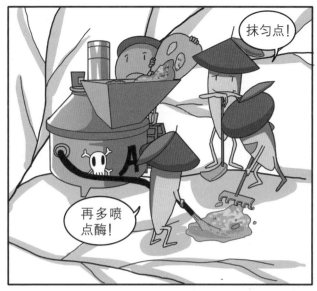

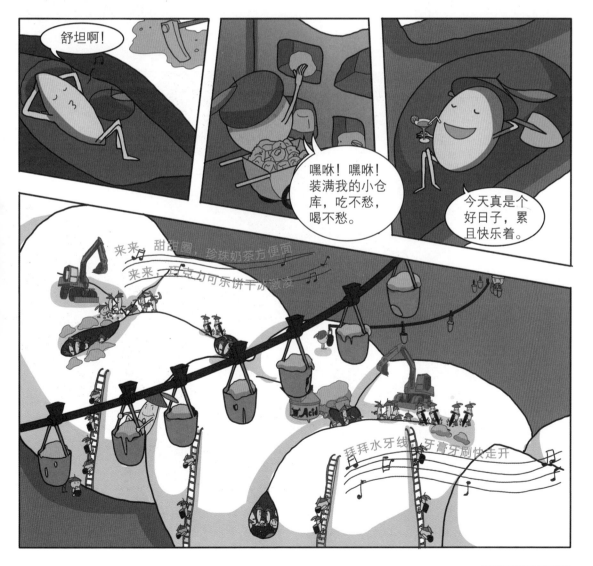

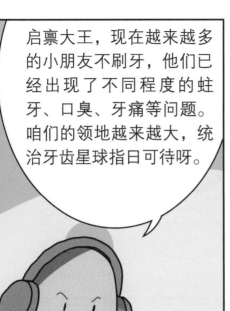

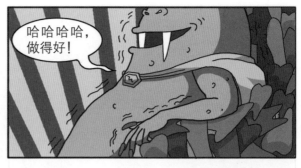

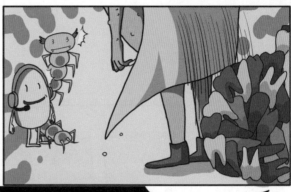

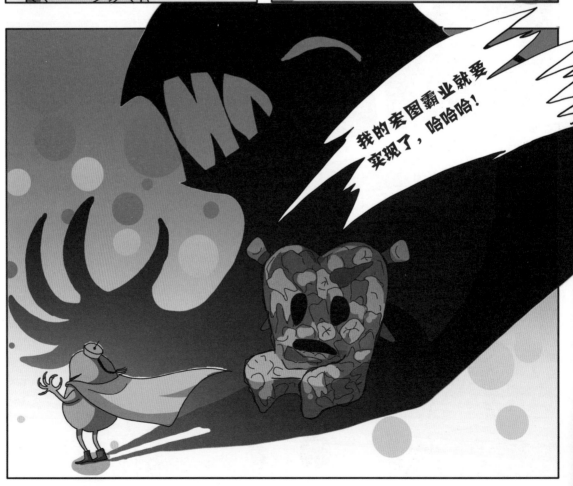

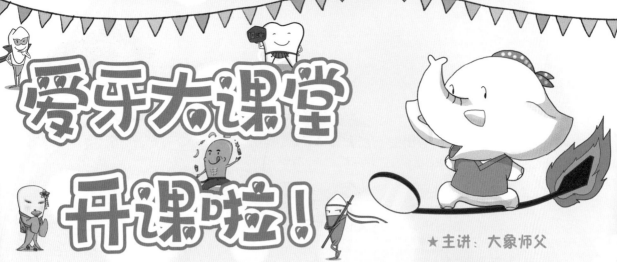

爱牙大课堂开课啦！

★主讲：大象师父

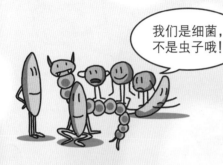

我们是细菌，不是虫子哦！

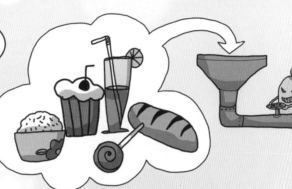

问题1：蛀牙是牙齿被虫子蛀了吗?

不不不，牙齿可不会被虫子蛀掉，蛀牙的学名叫"龋齿"。细菌利用食物中糖类产生的酸性物质，使牙齿中的矿物质从牙齿里面跑出来，牙齿的组织就会失去坚硬度并逐渐形成牙齿上的洞洞，这就是咱们常说的蛀牙了。

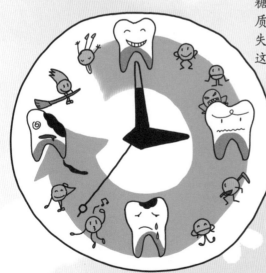

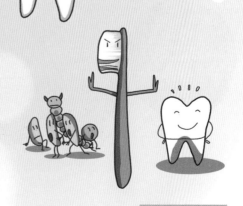

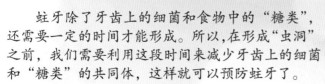

蛀牙除了牙齿上的细菌和食物中的"糖类"，还需要一定的时间才能形成。所以，在形成"虫洞"之前，我们需要利用这段时间来减少牙齿上的细菌和"糖类"的共同体，这样就可以预防蛀牙了。

问题 2：除了蛀牙，口腔里的
坏细菌还会引发什么问题？

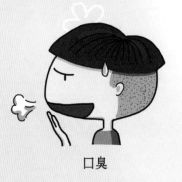

口臭

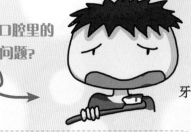

牙龈出血

问题 3：细菌还分好坏？

口腔是一个有菌环境，里面同时住着好的
细菌和坏的细菌。我们只有好好刷牙，做好牙
齿清洁，才能帮助口腔里的好细菌制衡坏细
菌，不让它们捣乱。

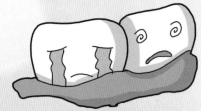

被牙结石包裹的大黄牙

健康 ⬅️   ➡️ 疾病

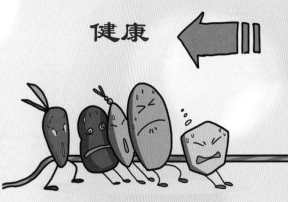

好的细菌

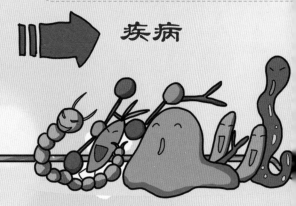

坏的细菌

问题 4：牙细菌喜欢的"糖类"指的是我们日常吃的糖果吗？

不单单是甜甜的糖果。牙细菌喜欢的"糖类"指的是一些细菌可以吸收利用的碳水
化合物。大米、馒头这些食物里都含有细菌喜欢的糖类。哦，对了！我们日常见到的木
糖醇味道虽然甜甜的，但细菌却不喜欢，我们可以适量摄取。

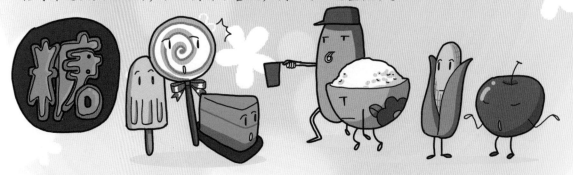

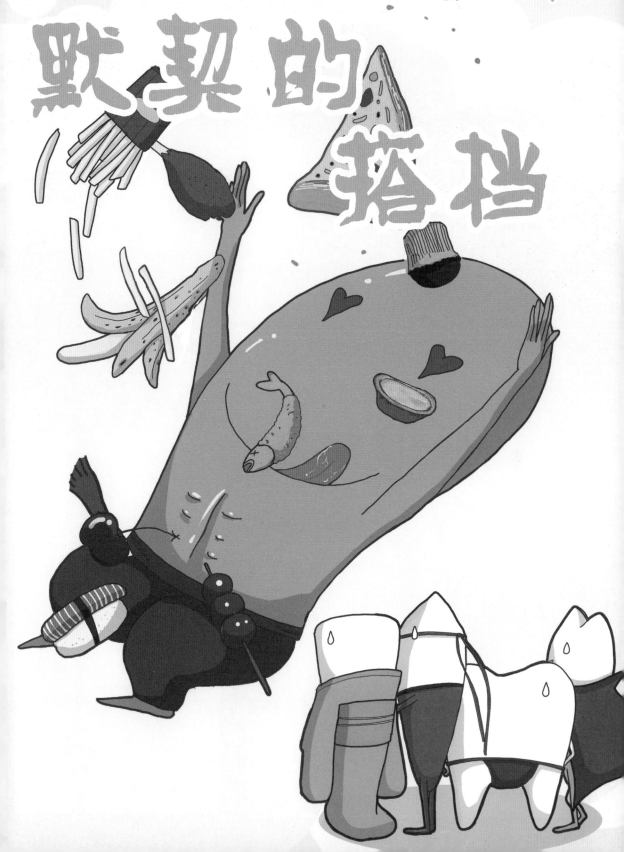

第二章

默契的搭档

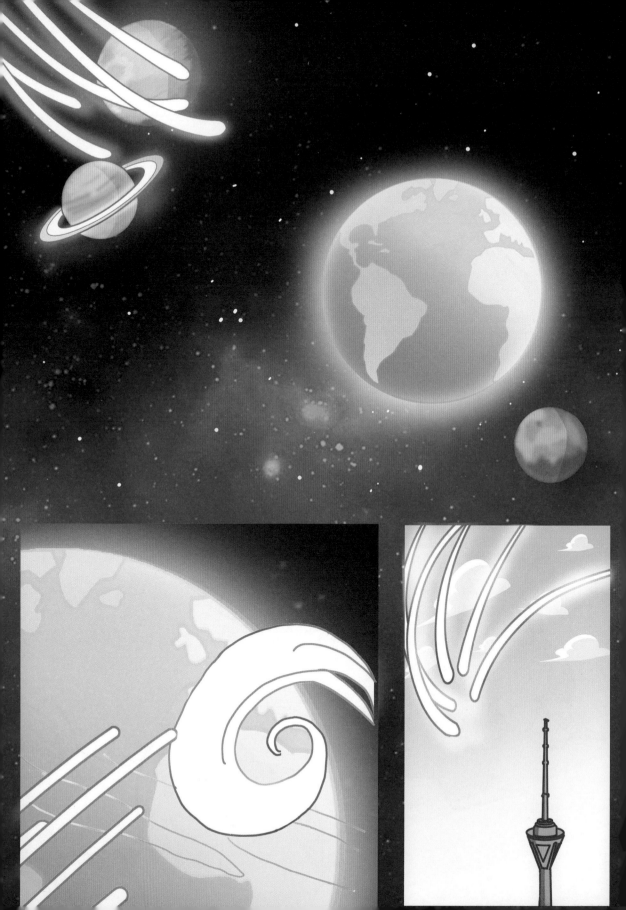

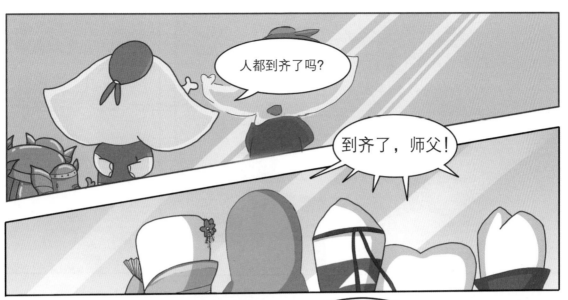

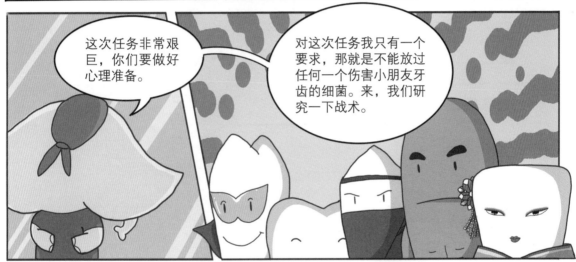

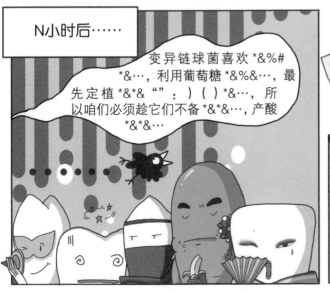

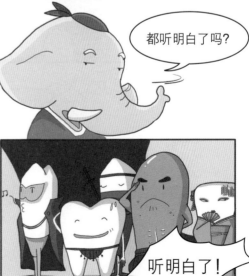

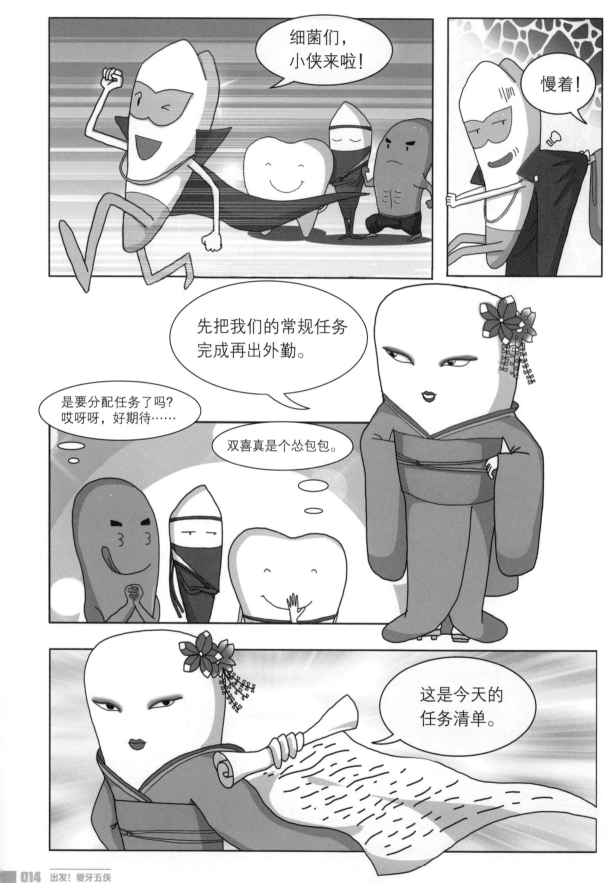

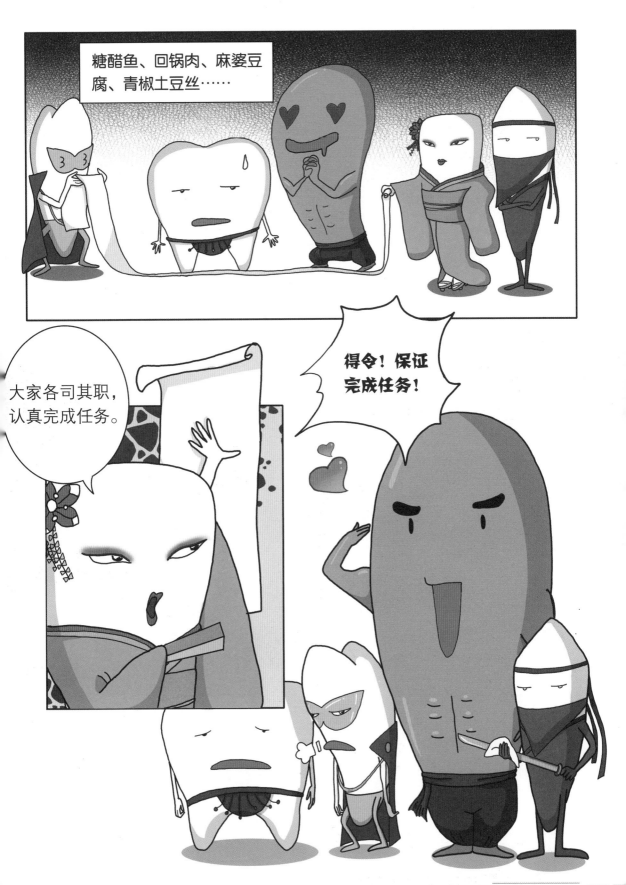

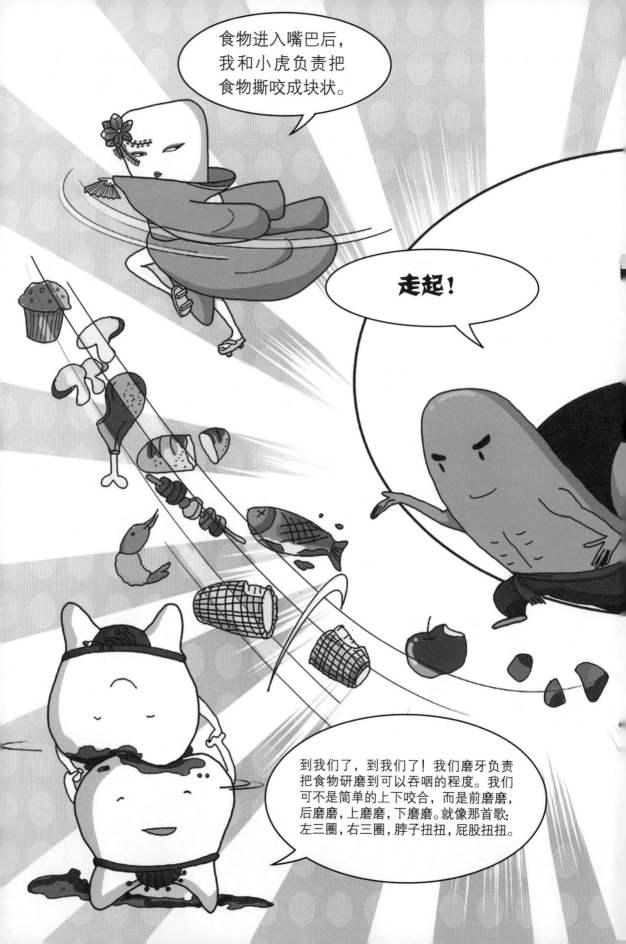

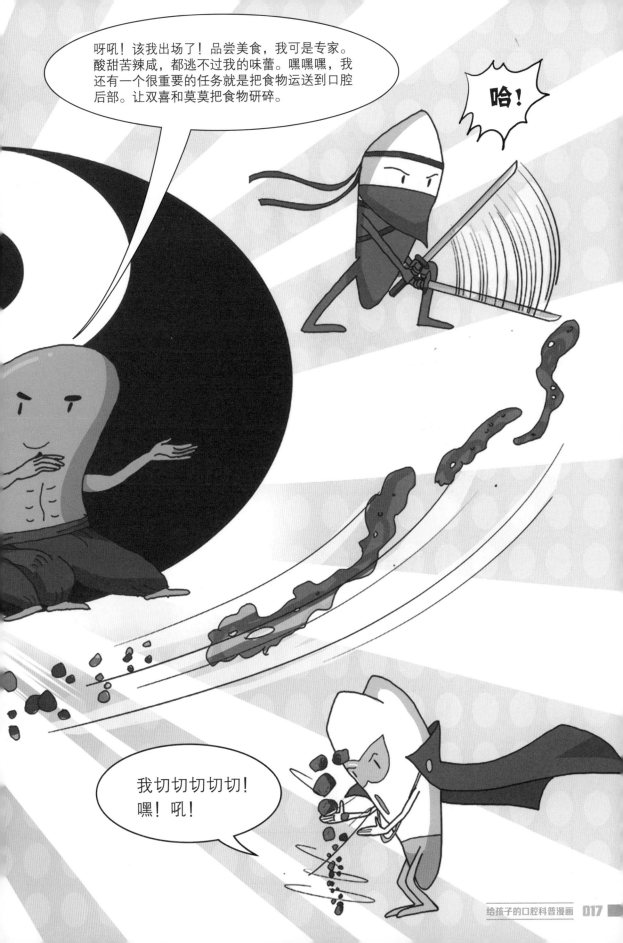

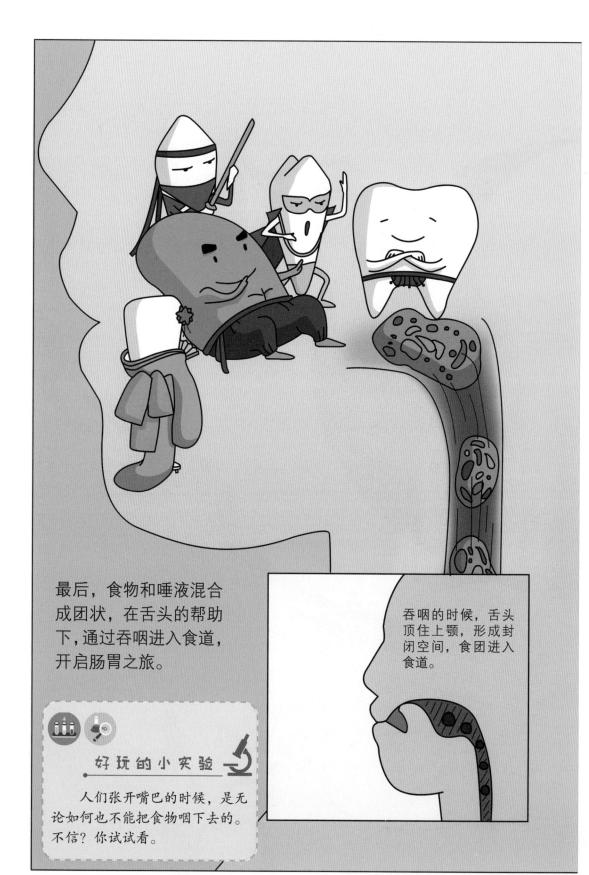

最后，食物和唾液混合
成团状，在舌头的帮助
下，通过吞咽进入食道，
开启肠胃之旅。

吞咽的时候，舌头
顶住上颚，形成封
闭空间，食团进入
食道。

好玩的小实验

　人们张开嘴巴的时候，是无
论如何也不能把食物咽下去的。
不信？你试试看。

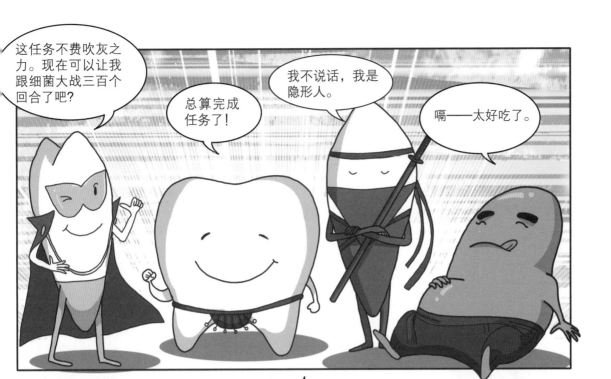

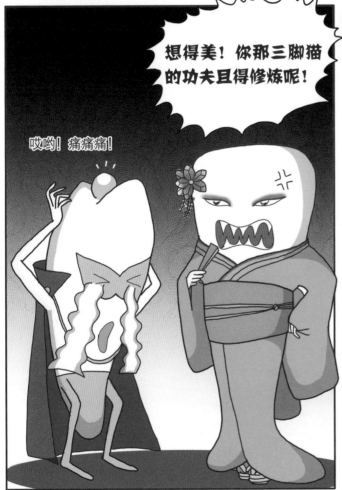

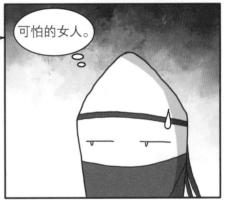

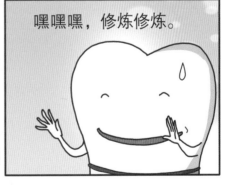

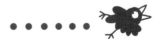

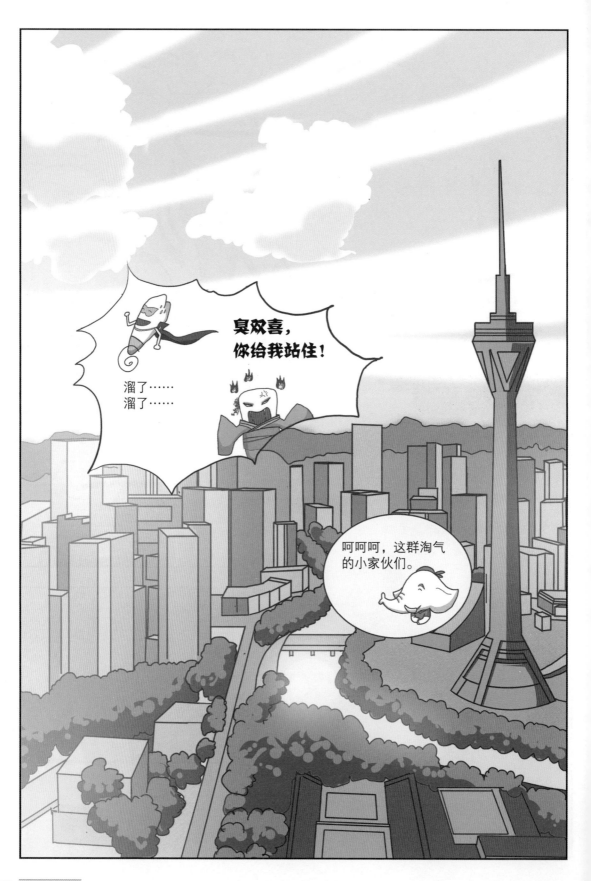

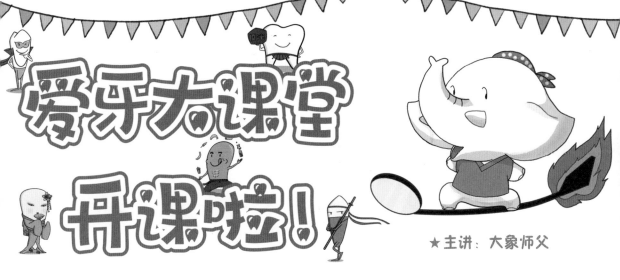

爱牙大课堂 开课啦！

★主讲：大象师父

问题1：什么是舌系带？

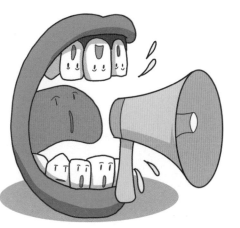

当我们卷起舌头的时候，舌头和口底之间有一条薄薄的条状组织，我们称之为舌系带。舌头自由伸缩，我们吐字发音和吞咽食物可都是在舌系带的帮助下完成的。

问题2：如果舌头在嘴巴里捣乱会发生什么？

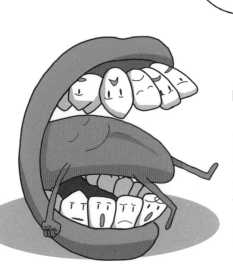

不良的舌运动习惯可能会导致牙齿不整齐。那什么是不良的舌运动呢？例如，有的小朋友喜欢吐舌头，一旦形成习惯，就可能导致上下牙齿无法闭合，形成难看的"开𬌗（hé）"。再比如，在吞咽的时候，舌头本应该放在上颚的位置，但舌头却不听指挥移动到了其他位置，我们就称之为"不良的吞咽习惯"，这可能会形成龅牙。

问题3：说一说咀嚼

咀嚼可不是简单张口闭口就能完成的动作，而是通过舌头和牙齿的协同合作实现的。当发生咀嚼动作时，我们的牙齿和舌头就会左右、前后地反复移动。这可是对它们默契度的考验，因为稍不留神就会咬到舌头。

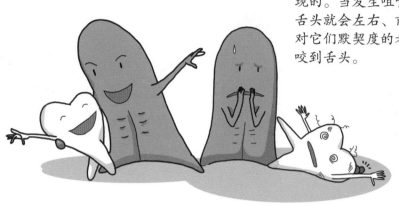

如果有蛀牙或者牙齿缺失，咀嚼功能就会受到很大的影响。一般蛀牙比较多的小朋友，会出现咀嚼困难，相对于没有蛀牙的小朋友体格要显得瘦小些。因此，一定不要忽视龋齿，要尽早处理，这样才可以让小朋友们健康成长。

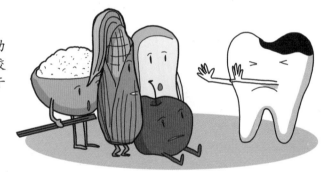

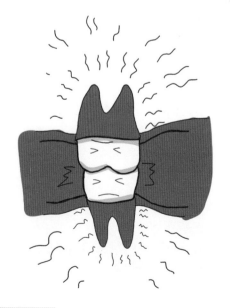

咀嚼除了能帮助消化食物之外，还可以对牙床形成刺激作用，促进牙床和颌面部骨骼的发育。因此建议小朋友多吃粗纤维的食物，加强咀嚼，从而促进牙床的发育，帮助牙齿排列整齐。

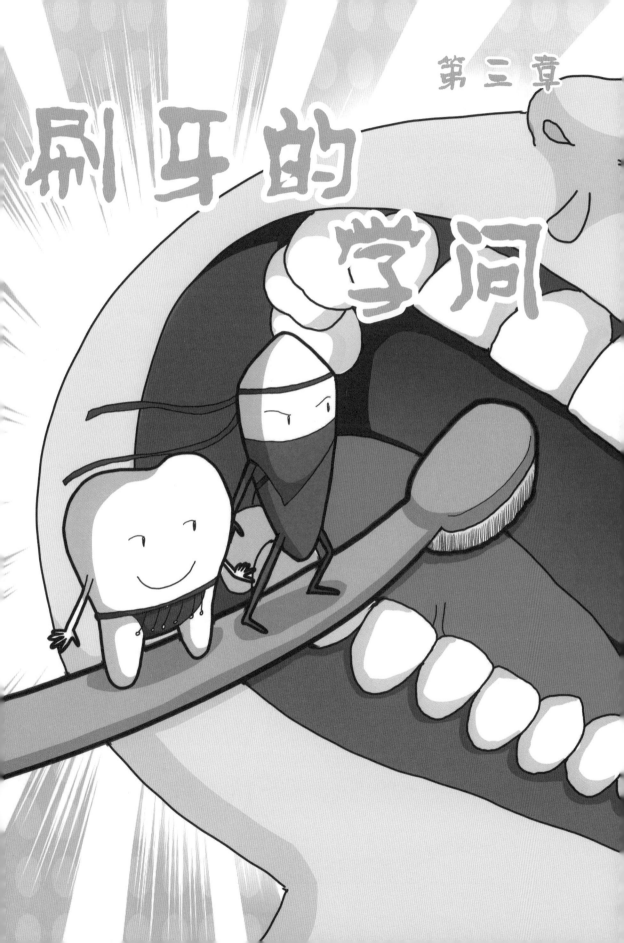

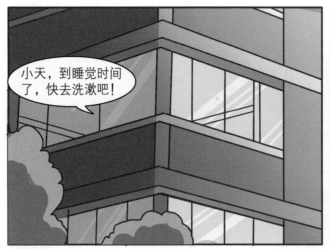

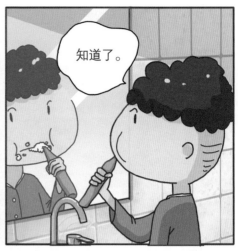

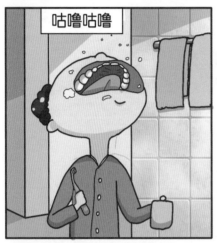

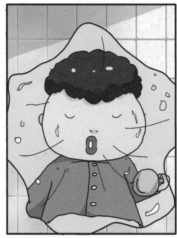

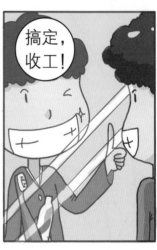

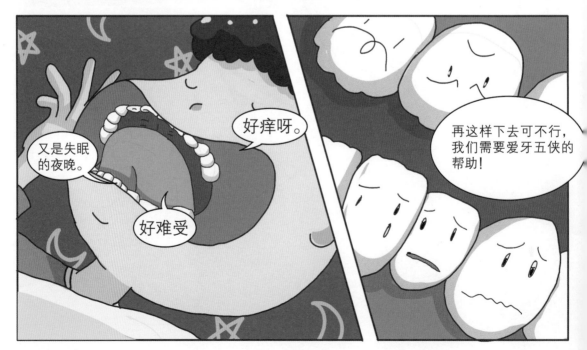

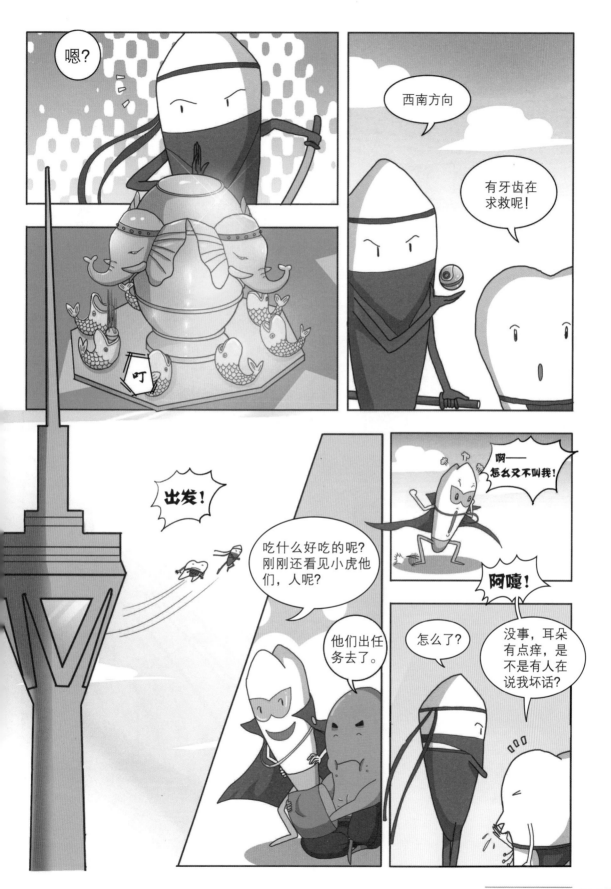

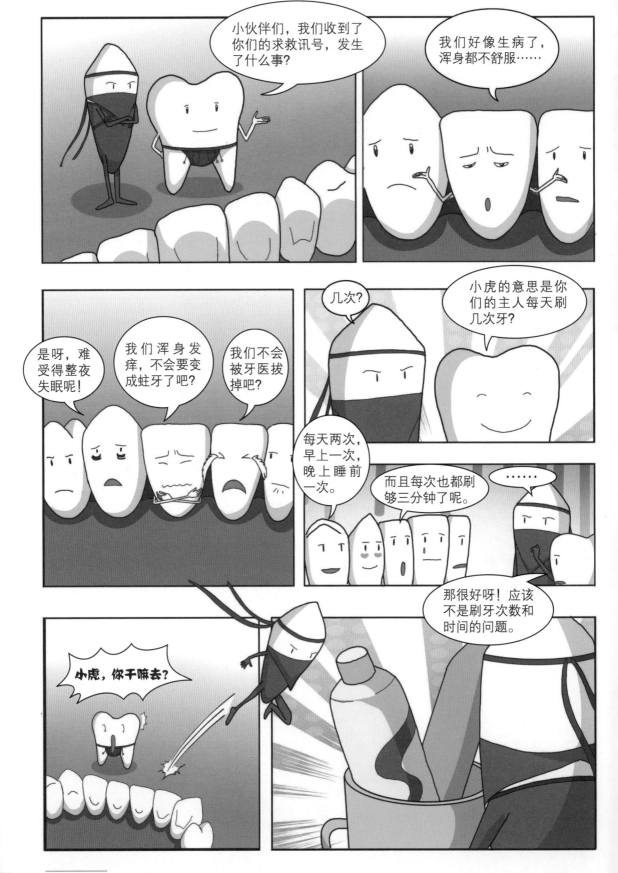

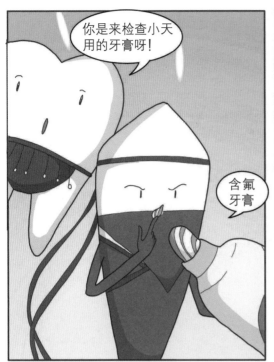

你是来检查小天用的牙膏呀!

含氟牙膏

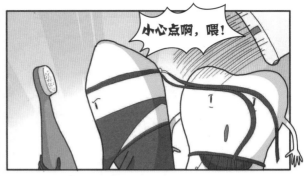

小心点啊,喂!

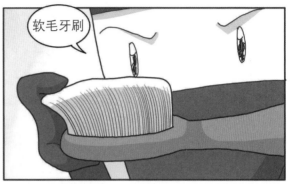

软毛牙刷

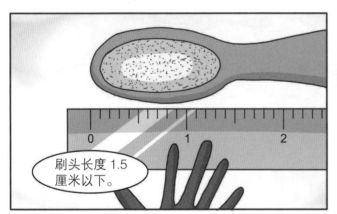

刷头长度1.5厘米以下。

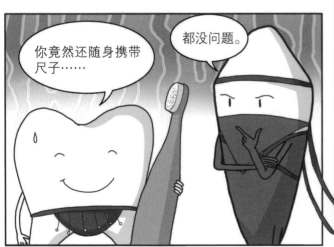

你竟然还随身携带尺子……

都没问题。

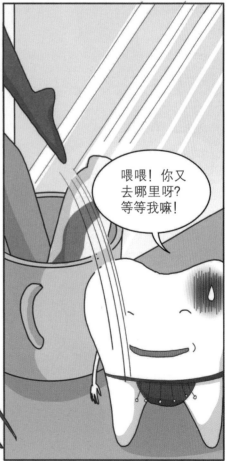

喂喂!你又去哪里呀?等等我嘛!

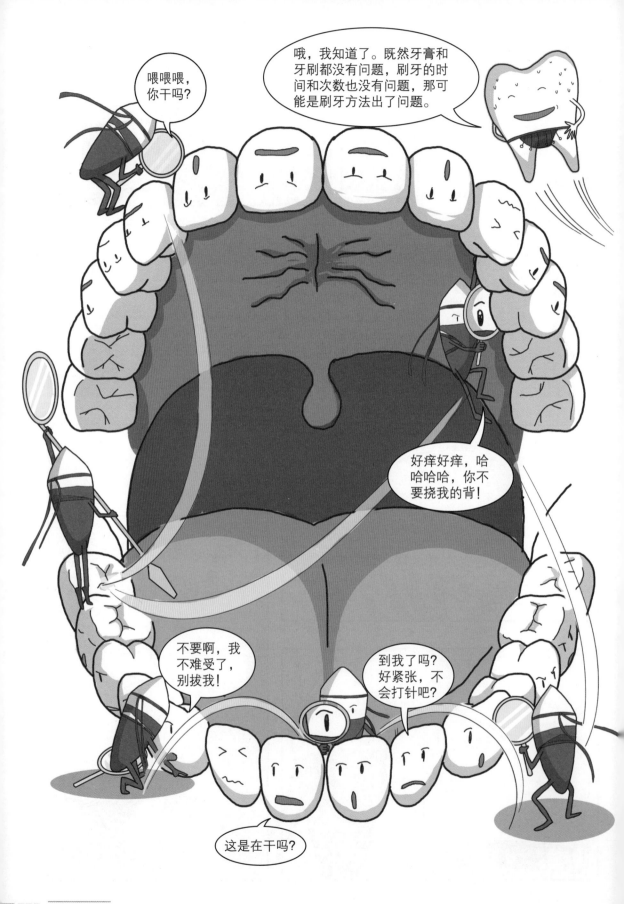

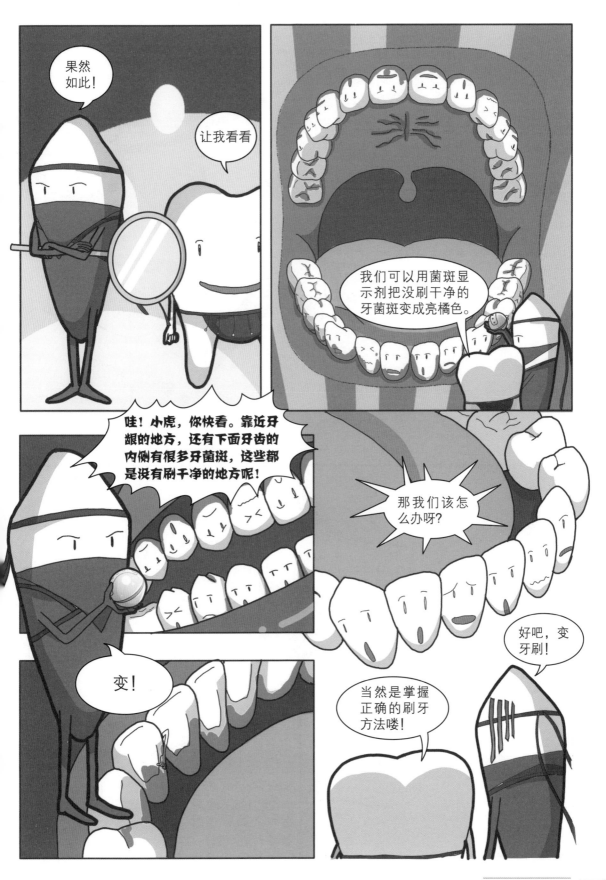

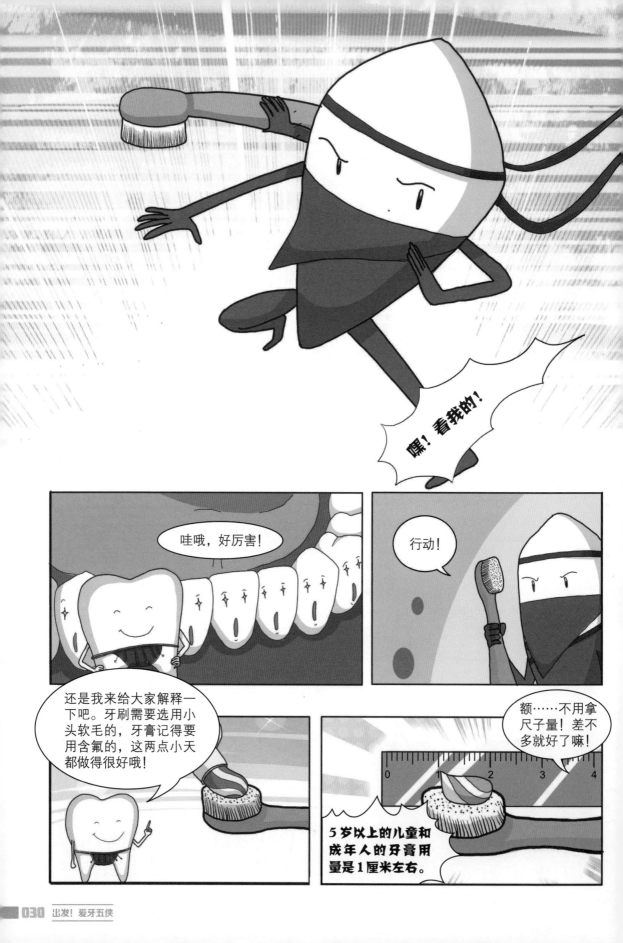

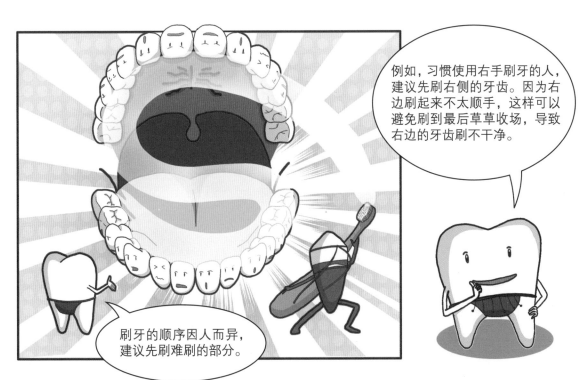

例如，习惯使用右手刷牙的人，建议先刷右侧的牙齿。因为右边刷起来不太顺手，这样可以避免刷到最后草草收场，导致右边的牙齿刷不干净。

刷牙的顺序因人而异，建议先刷难刷的部分。

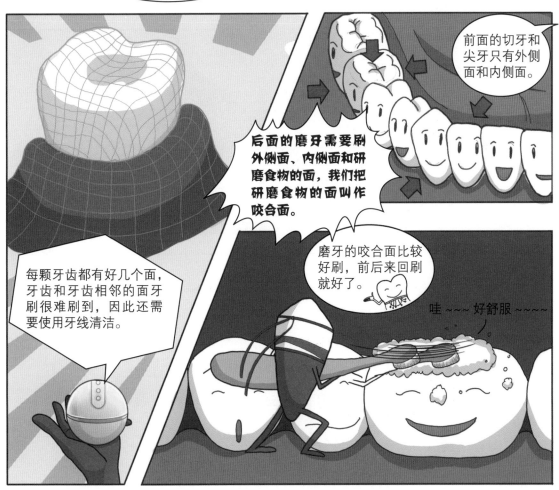

前面的切牙和尖牙只有外侧面和内侧面。

后面的磨牙需要刷外侧面、内侧面和研磨食物的面，我们把研磨食物的面叫作咬合面。

每颗牙齿都有好几个面，牙齿和牙齿相邻的面牙刷很难刷到，因此还需要使用牙线清洁。

磨牙的咬合面比较好刷，前后来回刷就好了。

哇~~~好舒服~~~~

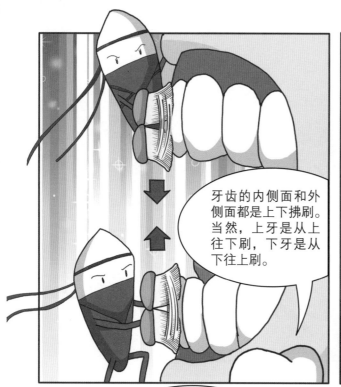

牙齿的内侧面和外侧面都是上下拂刷。当然，上牙是从上往下刷，下牙是从下往上刷。

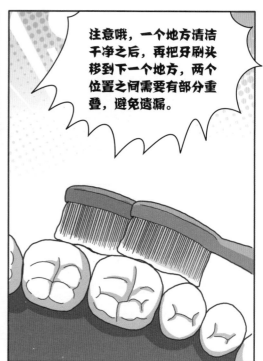

注意哦，一个地方清洁干净之后，再把牙刷头移到下一个地方，两个位置之间需要有部分重叠，避免遗漏。

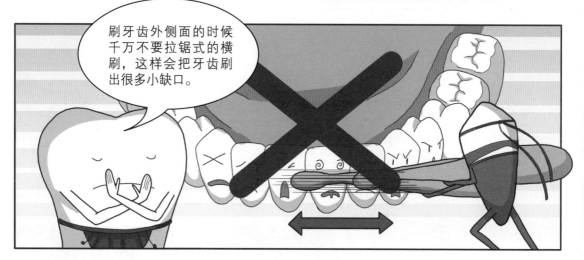

刷牙齿外侧面的时候千万不要拉锯式的横刷，这样会把牙齿刷出很多小缺口。

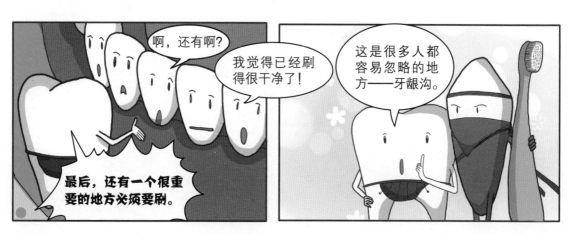

啊，还有啊？

我觉得已经刷得很干净了！

最后，还有一个很重要的地方必须要刷。

这是很多人都容易忽略的地方——牙龈沟。

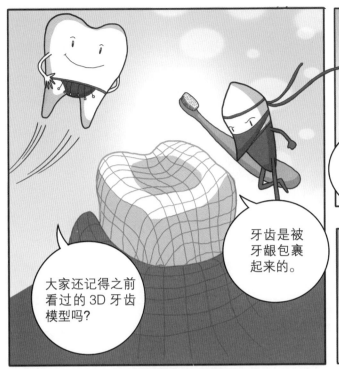

大家还记得之前看过的 3D 牙齿模型吗？

牙齿是被牙龈包裹起来的。

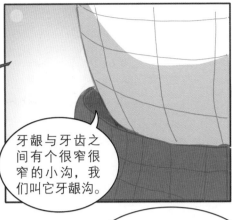

牙龈与牙齿之间有个很窄很窄的小沟，我们叫它牙龈沟。

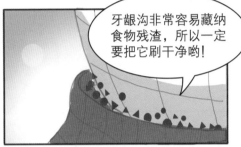

牙龈沟非常容易藏纳食物残渣，所以一定要把它刷干净哟！

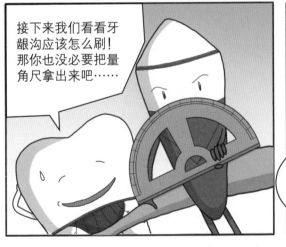

接下来我们看看牙龈沟应该怎么刷！那你也没必要把量角尺拿出来吧……

刷牙龈沟的时候需要把牙刷的刷毛呈 45 度角对准牙龈沟，让刷毛稍微嵌入牙龈沟里面。

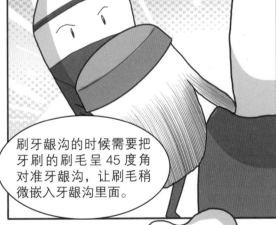

然后，重点来了！一定要让刷毛来回"蠕动"，移动的距离不超过 1 毫米。没错，就是 1 毫米！

牙龈沟很娇嫩，所以动作幅度不可以太大，不然就有可能会损伤牙龈或者造成牙齿敏感哦！

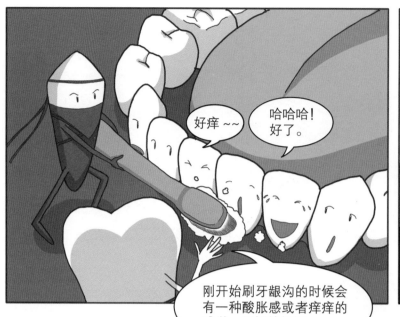

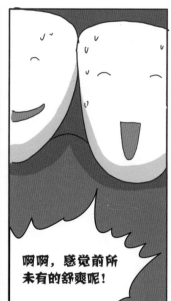

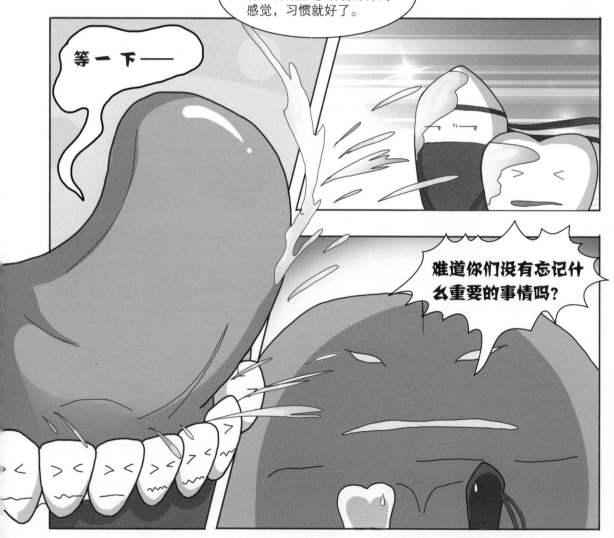

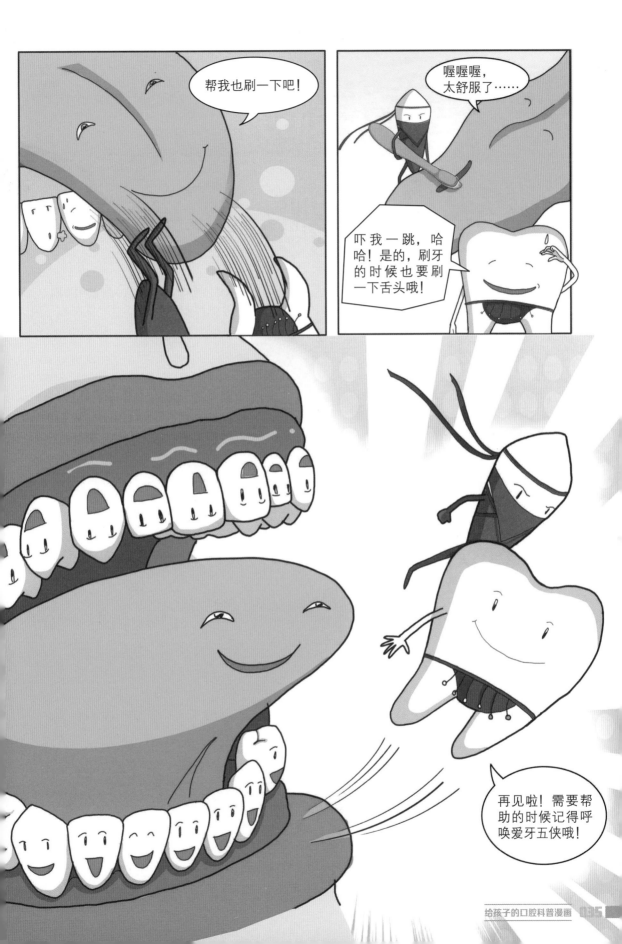

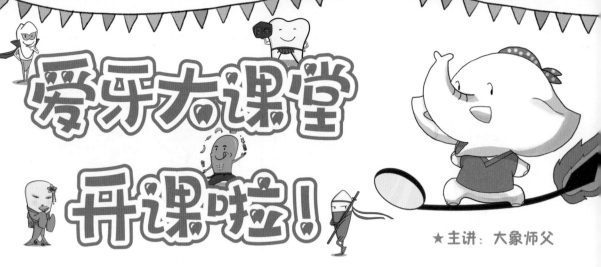

爱牙大课堂 开课啦！

★主讲：大象师父

问题1：本章介绍的刷牙方法有名字吗？

当然有啦，这种刷牙方法叫作巴氏刷牙法，也叫水平颤动法，强调的是清洁牙龈沟里面的牙菌斑。

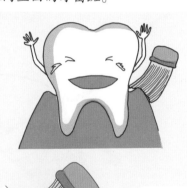

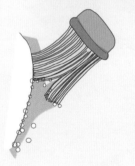

问题3：为什么每天至少刷两次牙？

口腔是一个多种细菌共存的环境，刷牙只是把黏附在牙齿表面的细菌数量减少，使它们不能对牙齿造成伤害。过几个小时，细菌又会重新黏附在牙齿表面，形成牙菌斑。所以每天我们至少要刷两次牙齿。

问题2：儿童牙膏和成人牙膏的区别是什么？

儿童牙膏和成人牙膏的区别除了包装和香味之外，它们的含氟量也不同。成人牙膏的含氟量更高，所以不要把儿童牙膏和成人牙膏混用哦！

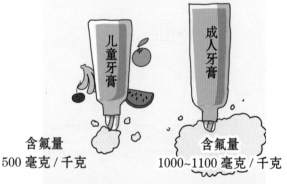

儿童牙膏

成人牙膏

含氟量
500毫克／千克

含氟量
1000~1100毫克／千克

问题4：不同年龄使用的牙膏量一样吗？

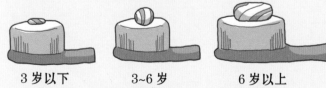

3岁以下
米粒大小

3~6岁
豌豆大小

6岁以上
1厘米大小

问题5：怎样选择牙刷？

建议使用软毛，小头的牙刷。刷头的长度覆盖1~1.5颗牙齿即可。小朋友的牙齿和口腔比较小，所以应该选择更小的刷头。

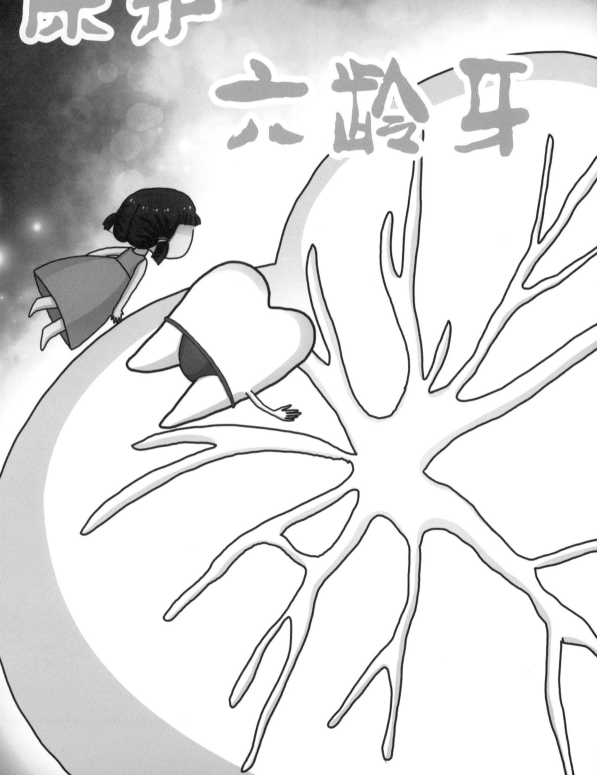

第四章

保护
六龄耳

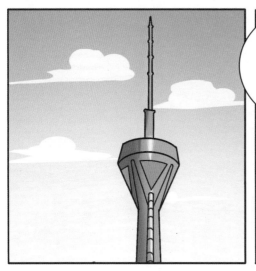

牙齿由牙根和牙冠组成。牙冠是指我们可以看到的牙齿的部分……保护牙齿，预防大于治疗……

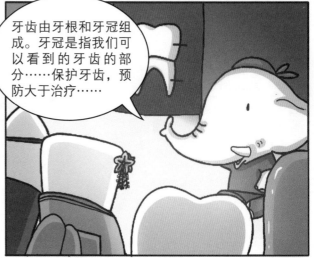

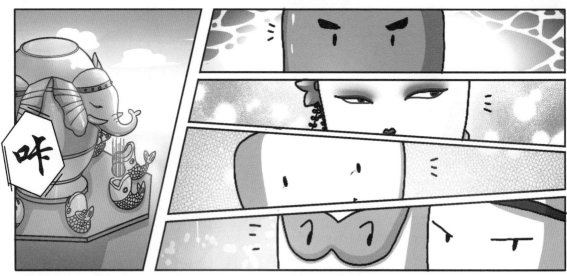

别紧张，孩子们。是一位妈妈拜托我们给她的女儿萌萌送六岁的生日礼物。莫莫，这个任务就交给你了！

好的，师父，我现在就出发！

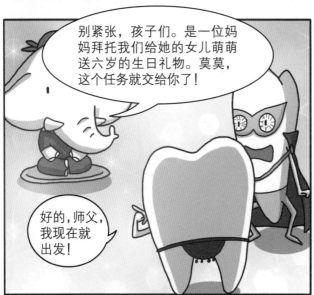

师父，为什么不派我去！！！

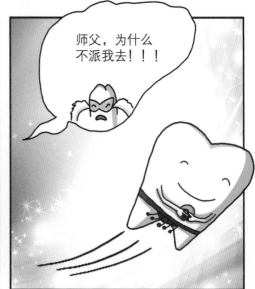

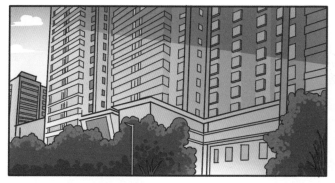

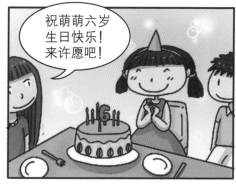

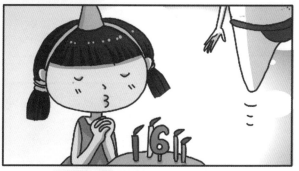

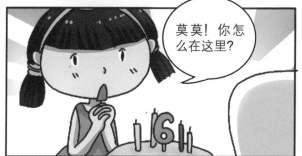

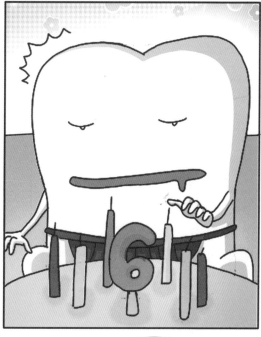

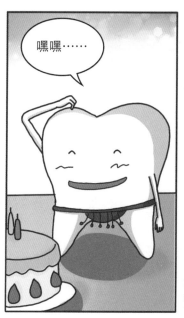

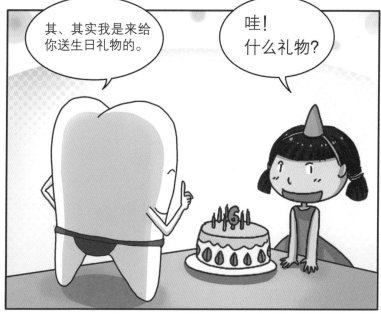

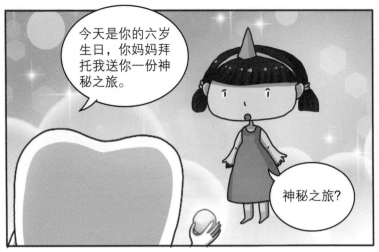

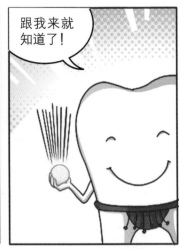

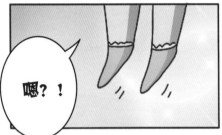

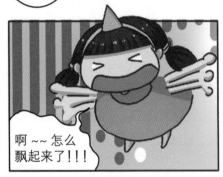

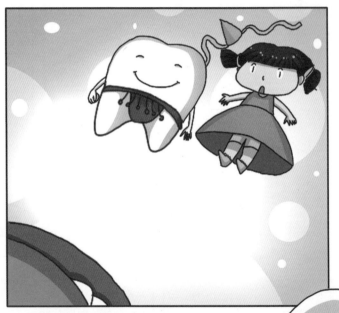

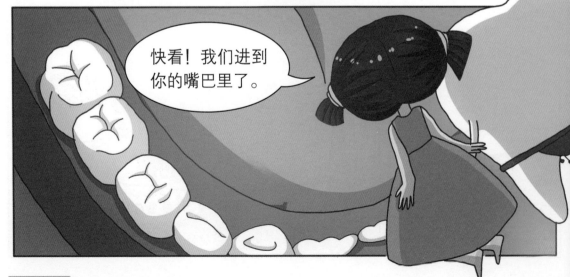

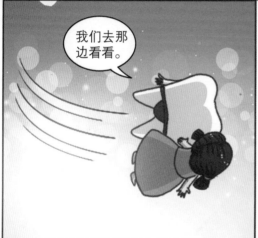
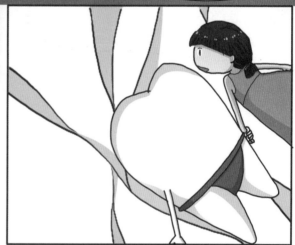
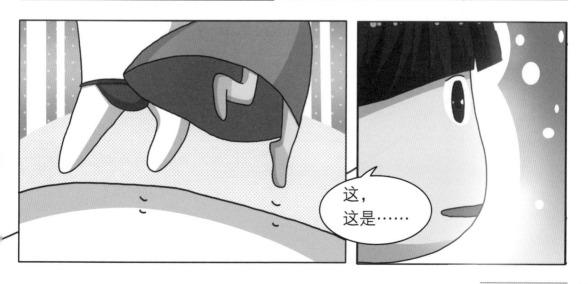

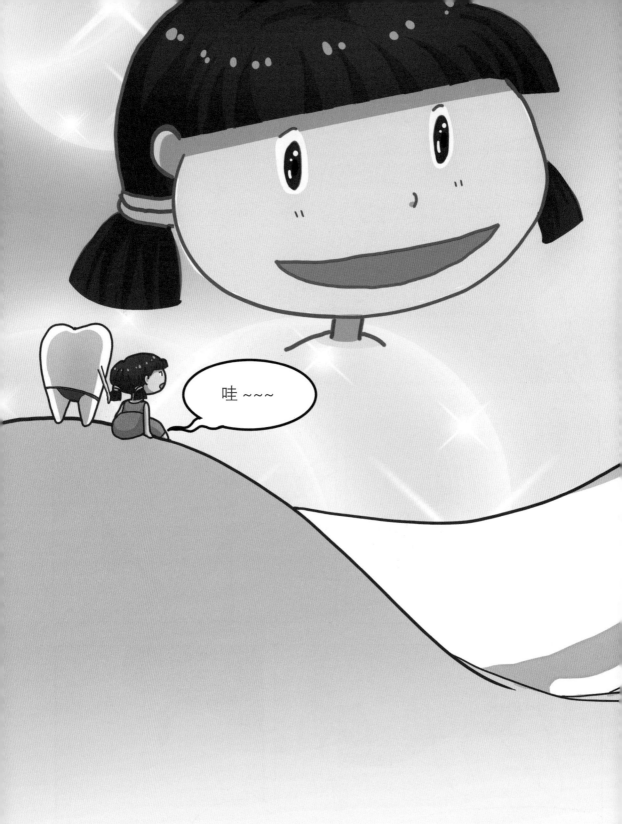

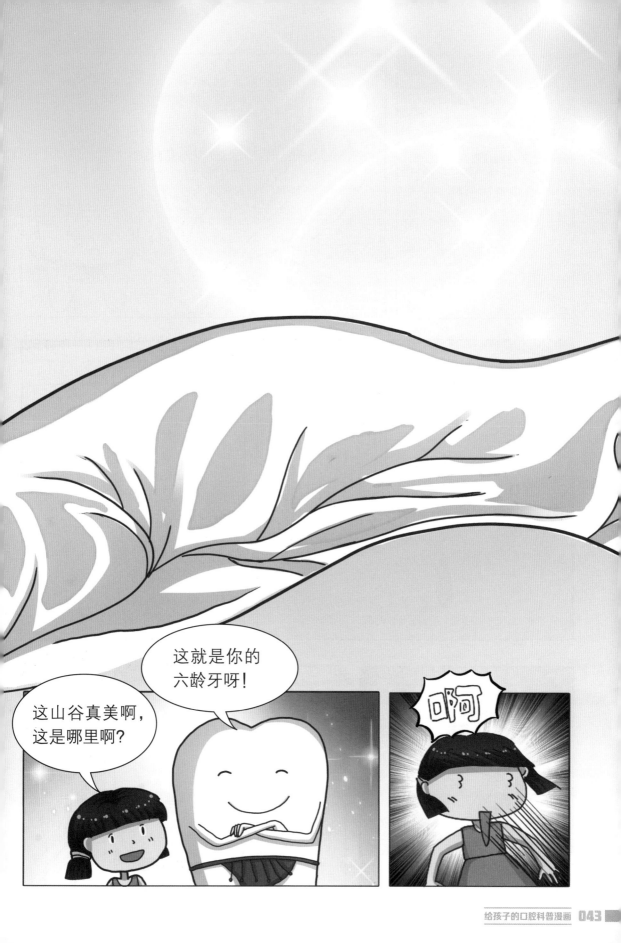

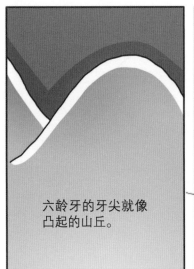

六龄牙的牙尖就像凸起的山丘。

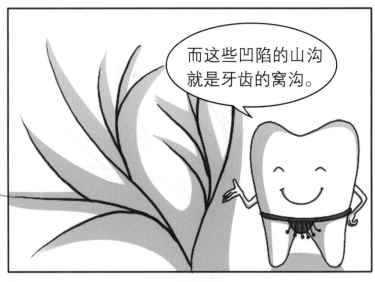

而这些凹陷的山沟就是牙齿的窝沟。

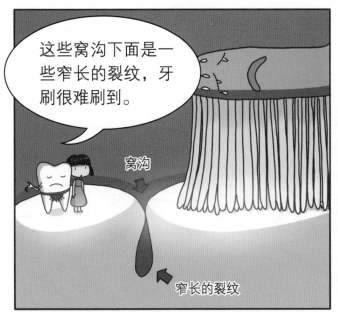

这些窝沟下面是一些窄长的裂纹，牙刷很难刷到。

窝沟

窄长的裂纹

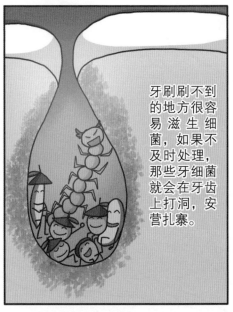

牙刷刷不到的地方很容易滋生细菌，如果不及时处理，那些牙细菌就会在牙齿上打洞，安营扎寨。

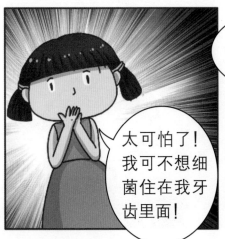

太可怕了！我可不想细菌住在我牙齿里面！

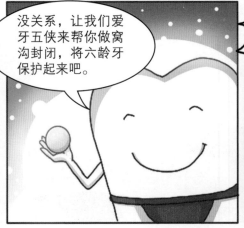

没关系，让我们爱牙五侠来帮你做窝沟封闭，将六龄牙保护起来吧。

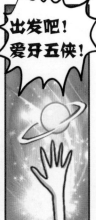

出发吧！爱牙五侠！

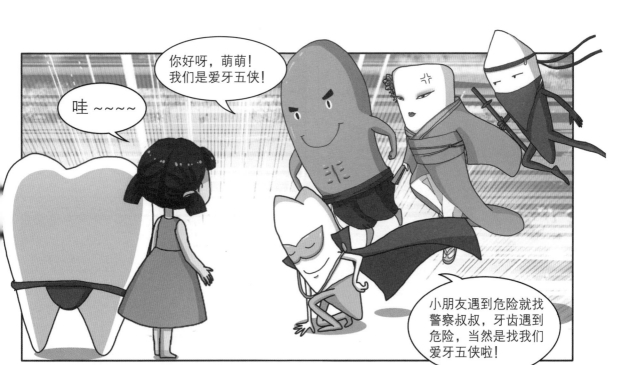

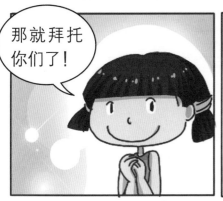

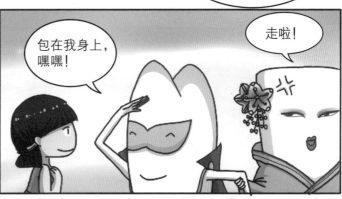

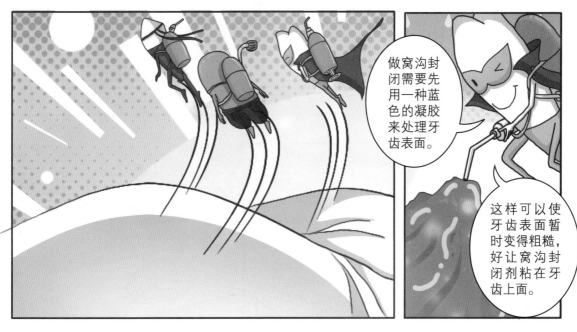

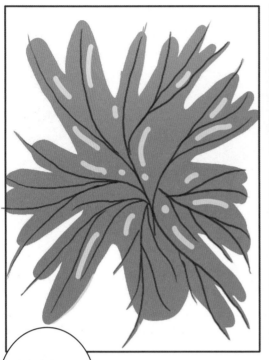

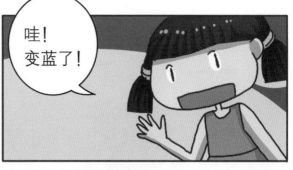

哇！变蓝了！

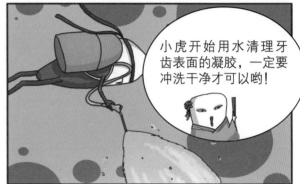

小虎开始用水清理牙齿表面的凝胶，一定要冲洗干净才可以哟！

到我出场了，用吸唾管把这些水吸干净。

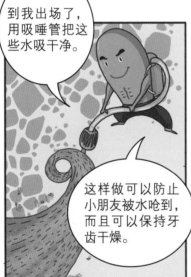

这样做可以防止小朋友被水呛到，而且可以保持牙齿干燥。

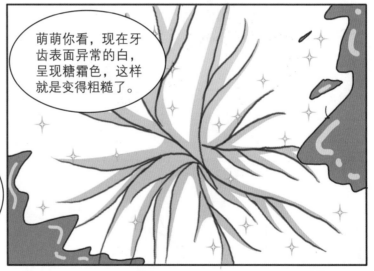

萌萌你看，现在牙齿表面异常的白，呈现糖霜色，这样就是变得粗糙了。

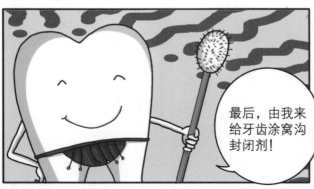

最后，由我来给牙齿涂窝沟封闭剂！

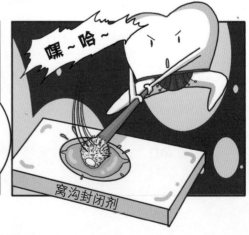

嘿~哈~

窝沟封闭剂

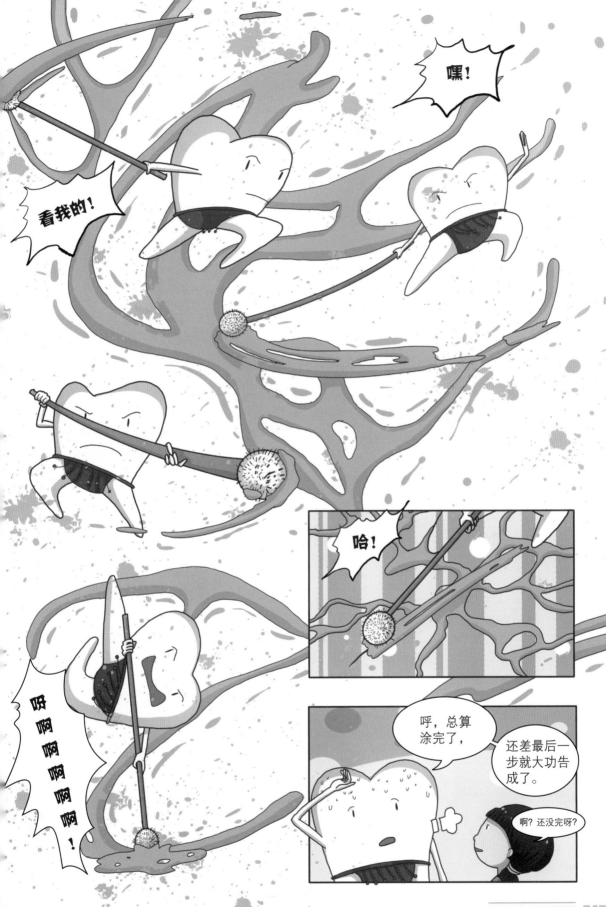

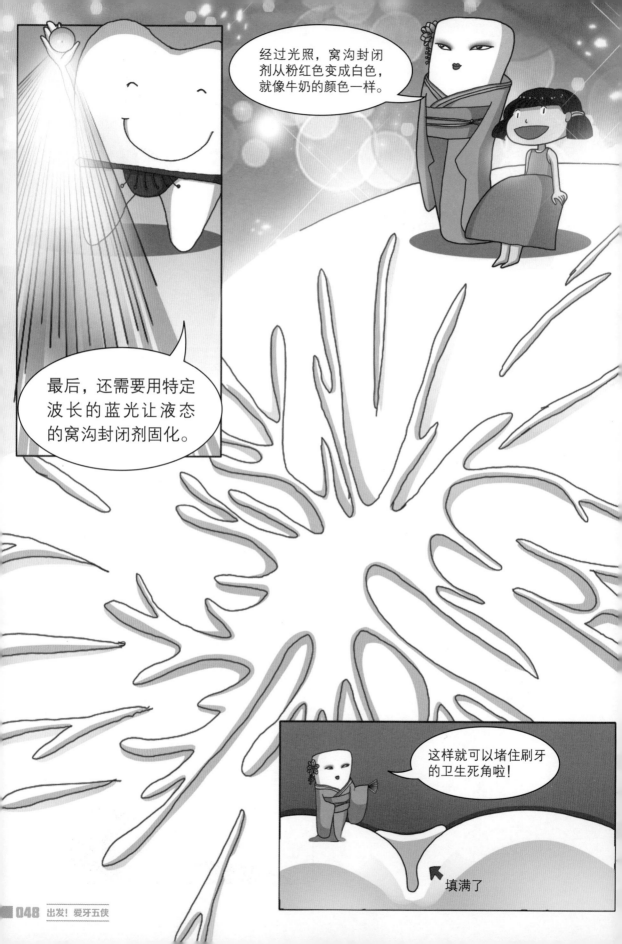

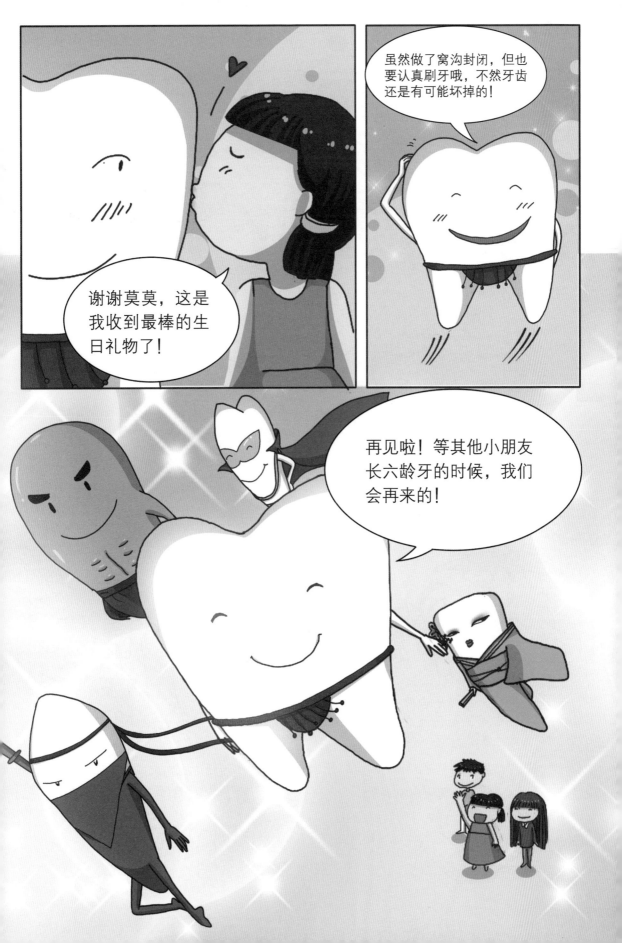

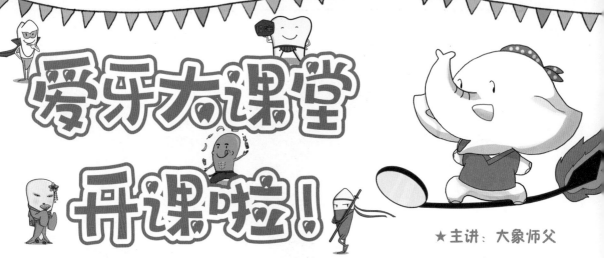

爱牙大课堂 开课啦！

★主讲：大象师父

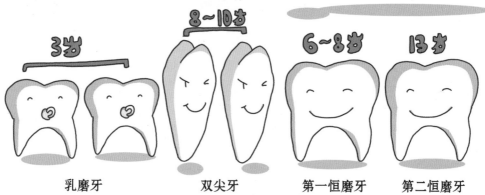

3岁	8~10岁	6~8岁	13岁
乳磨牙	双尖牙	第一恒磨牙	第二恒磨牙

窝沟封闭针对的是乳磨牙、恒牙里面的双尖牙和磨牙。

乳磨牙适合在 3 岁左右做窝沟封闭，第一恒磨牙是 6～8 岁，双尖牙是 8～10 岁之间，第二恒磨牙是 13 岁左右。

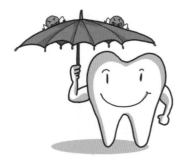

一般来说，每颗牙齿做一次窝沟封闭即可，如果没有脱落，就无需再做了。

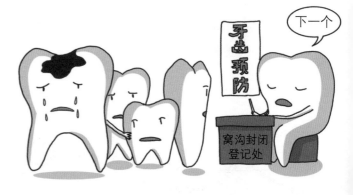

下一个

牙齿预防

窝沟封闭登记处

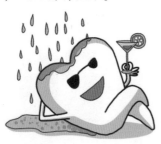

窝沟封闭是无创性的操作，不会出现疼痛的感觉。

窝沟封闭是预防蛀牙的措施，如果牙齿已经有蛀牙了，那么就需要补牙，而不只是做窝沟封闭。

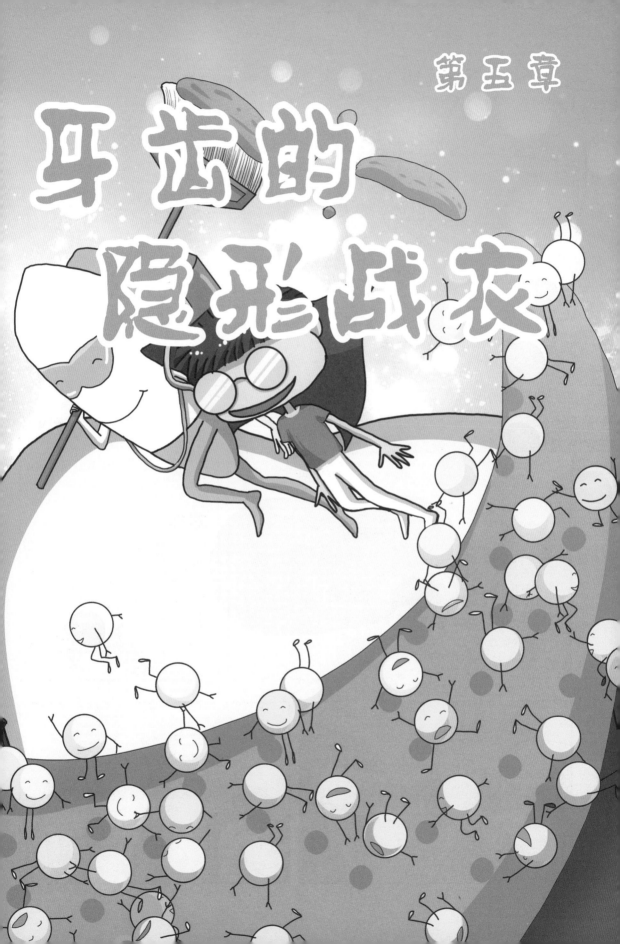

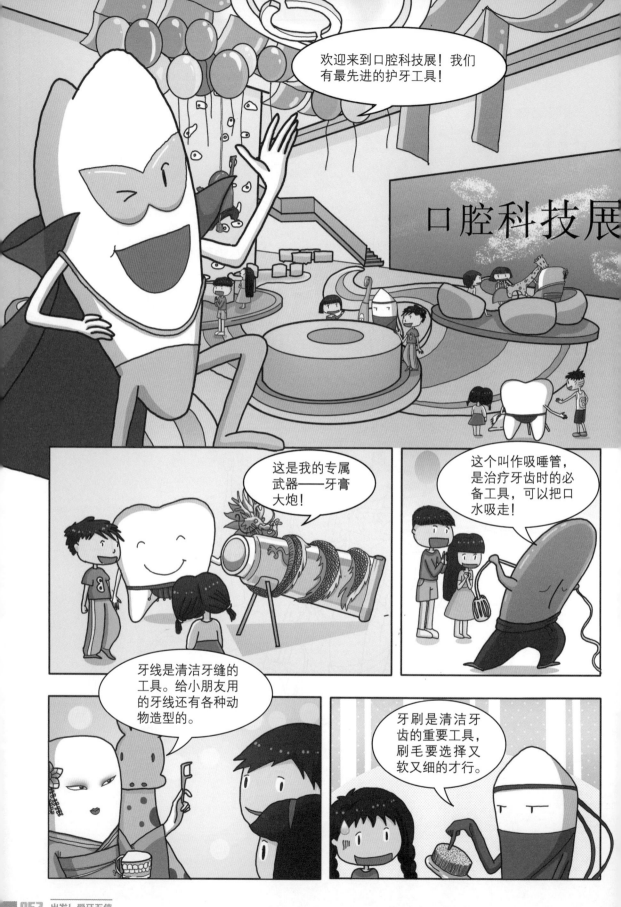

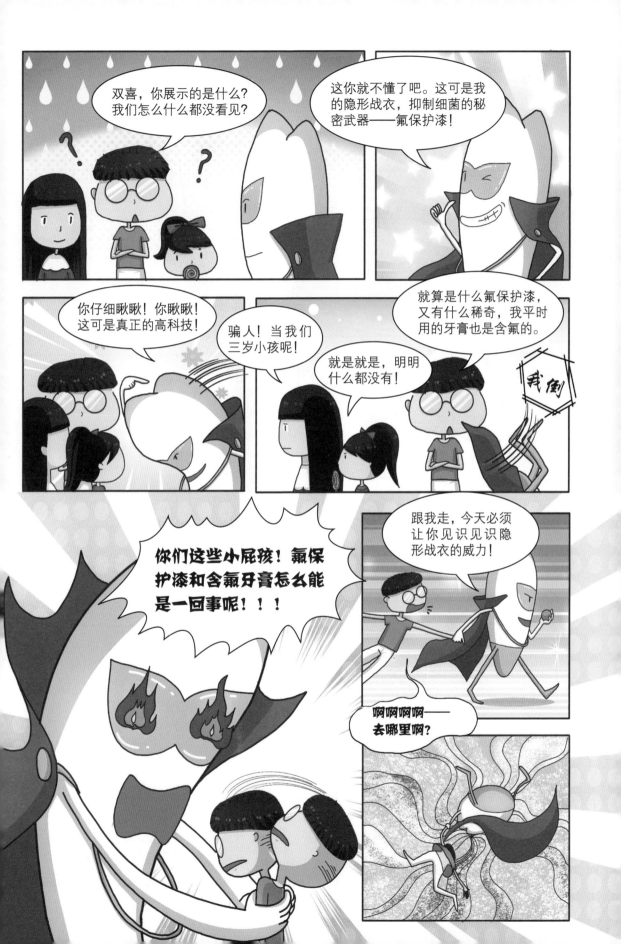

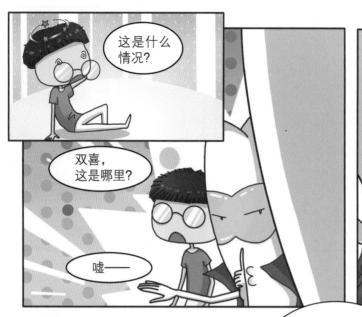

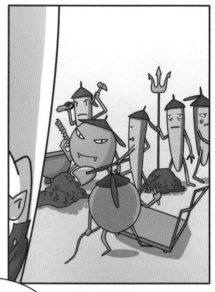

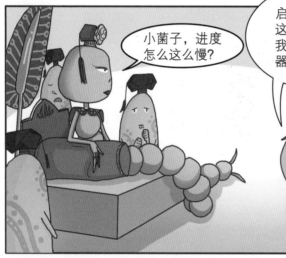

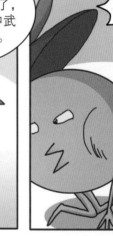

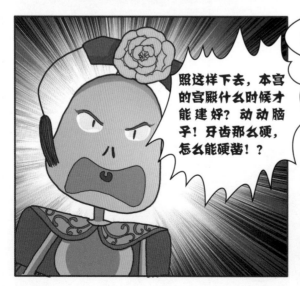

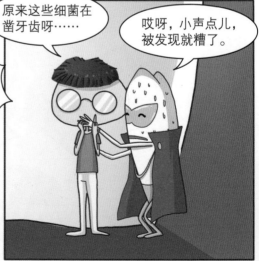

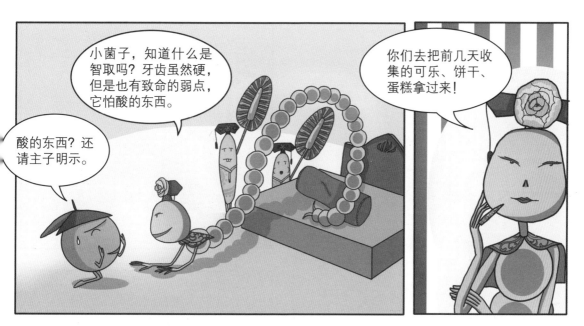

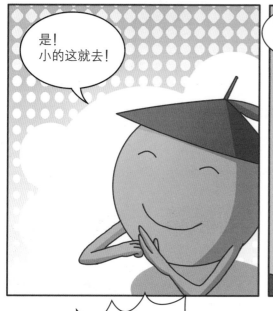

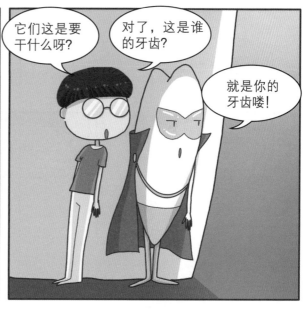

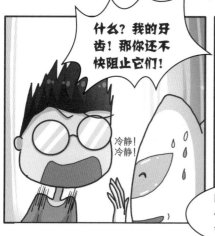

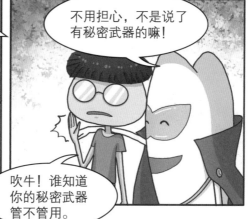

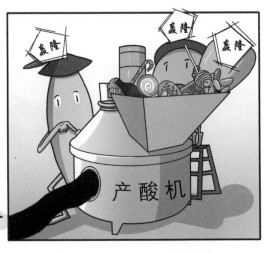

产酸机

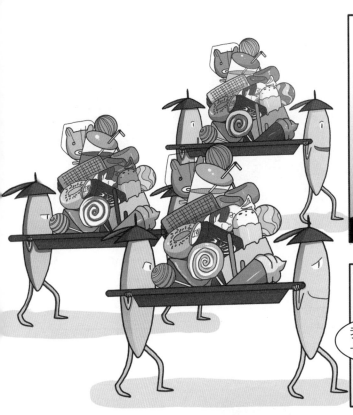

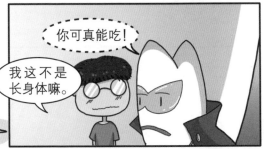

你可真能吃！

我这不是长身体嘛。

小菌子，走，咱们看看去！

得嘞！

酸液已经准备就绪了

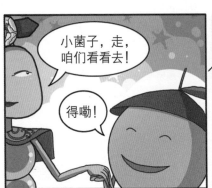

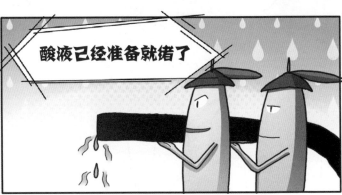

开始喷射！

完了完了完了，它们开始破坏我的牙齿了，怎么办？怎么办？快想想办法呀！

放心，咱们有秘密武器，先看看它们能使出什么招数！

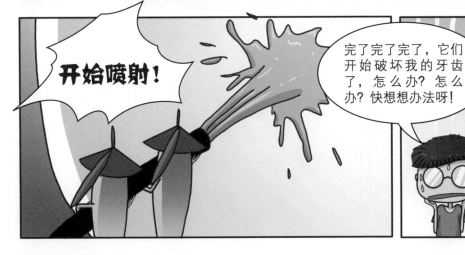

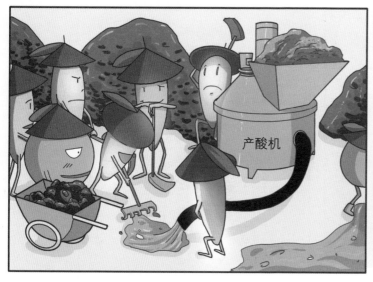

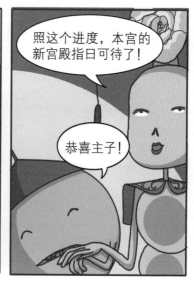

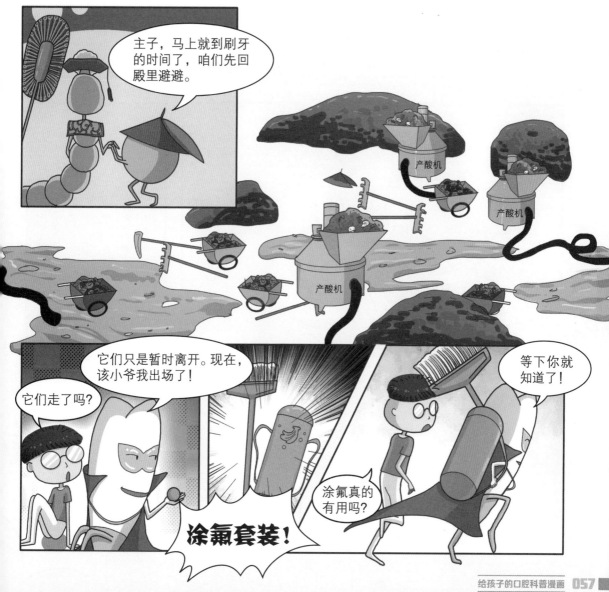

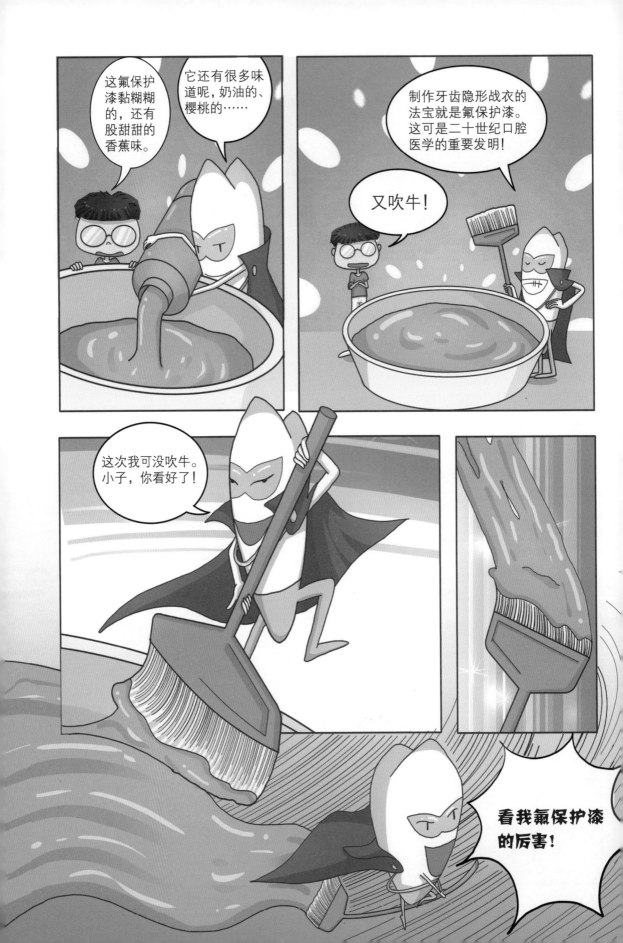

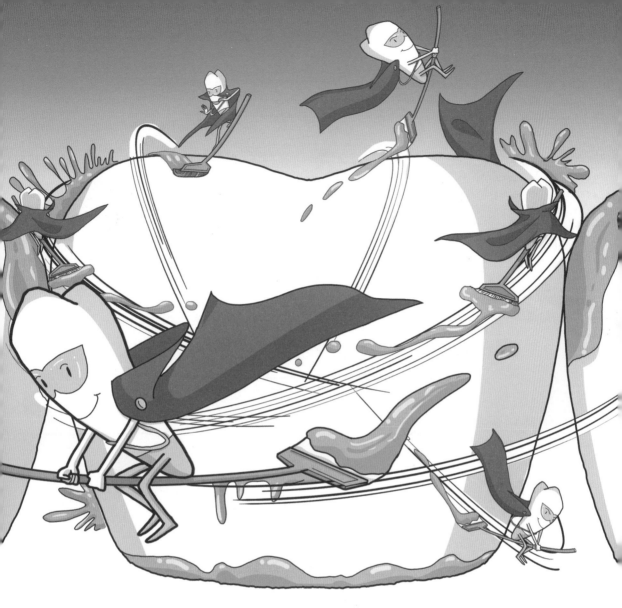

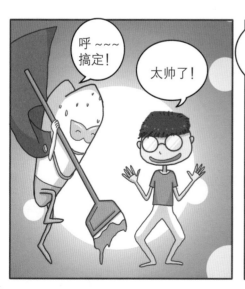

呼~~~
搞定!

太帅了!

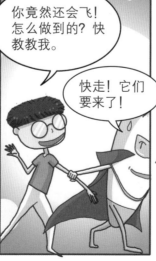

你竟然还会飞!
怎么做到的? 快
教教我。

快走! 它们
要来了!

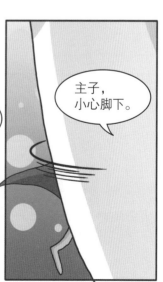

主子,
小心脚下。

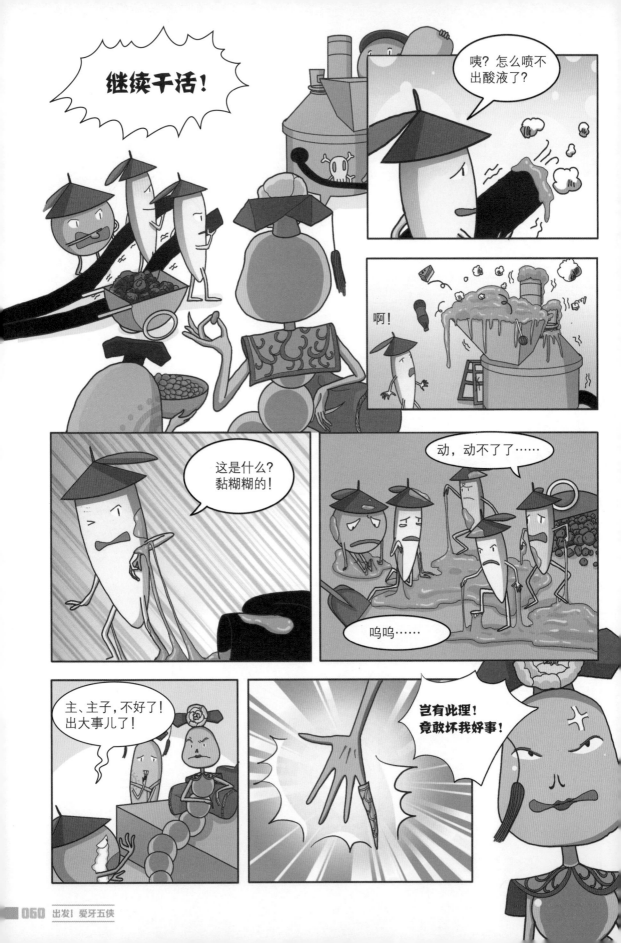

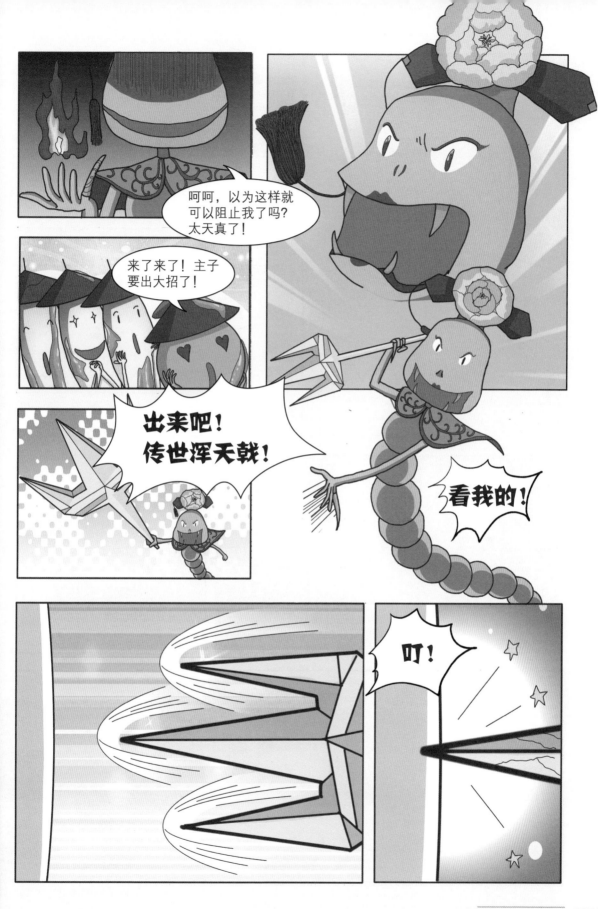

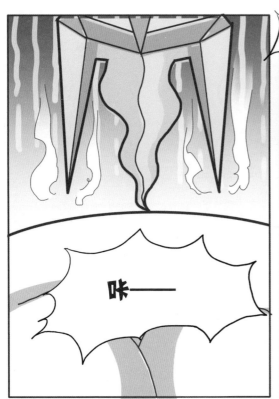

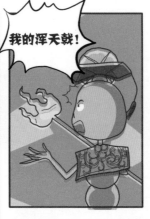

我的浑天就！

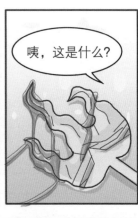

咦，这是什么？

咔——

怎么……
这么香？

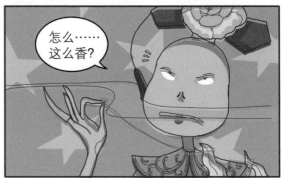

嗯……
怎么有点晕？

主……主子？！

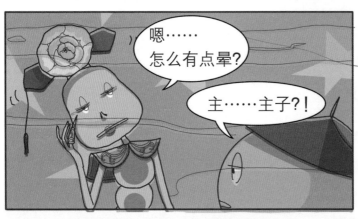

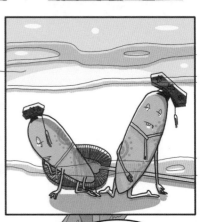

哦耶！
全军覆没！

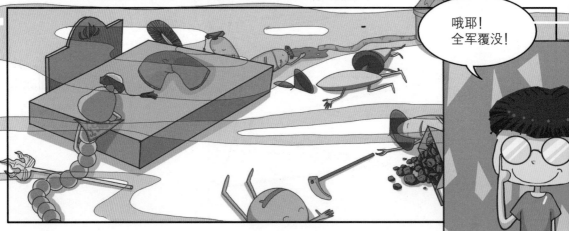

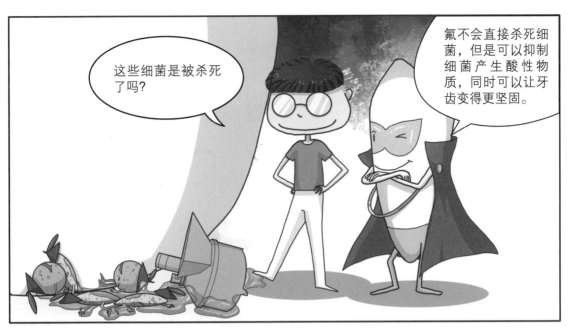

这些细菌是被杀死了吗?

氟不会直接杀死细菌,但是可以抑制细菌产生酸性物质,同时可以让牙齿变得更坚固。

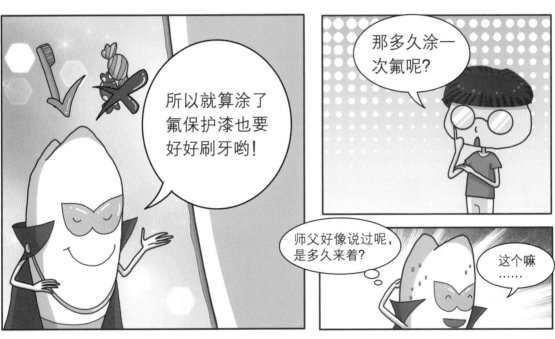

所以就算涂了氟保护漆也要好好刷牙哟!

那多久涂一次氟呢?

师父好像说过呢,是多久来着?

这个嘛……

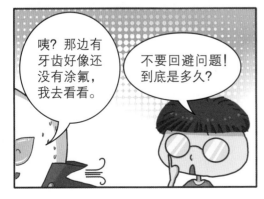

咦?那边有牙齿好像还没有涂氟,我去看看。

不要回避问题!到底是多久?

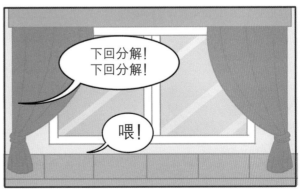

下回分解!下回分解!

喂!

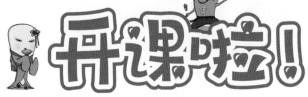

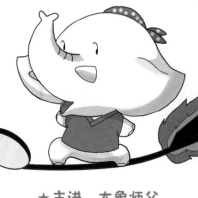

★主讲：大象师父

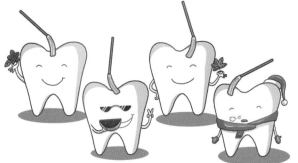

涂氟并不是涂一次就能一劳永逸。一般情况下，儿童需要3~6个月涂一次氟。当然，每个小朋友患龋风险（患蛀牙的风险）不同，所以具体涂氟的频率也会不一样。

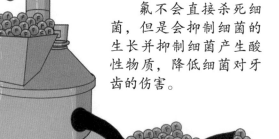

氟不会直接杀死细菌，但是会抑制细菌的生长并抑制细菌产生酸性物质，降低细菌对牙齿的伤害。

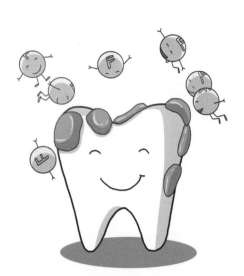

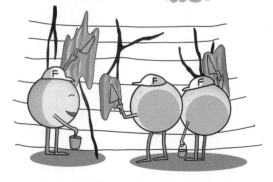

氟保护漆遇到唾液时会在牙齿表面形成保护膜。但使用过量容易引起氟斑牙、氟骨症，因此氟保护漆一定要在专业牙医的指导下使用。

氟除了有抑制细菌的作用，还可以修复已经受到酸性物质伤害的牙齿。牙齿受到酸的攻击会发生脱矿（矿物质流失），而氟可以促进牙齿的再矿化，让牙齿重新坚固起来。

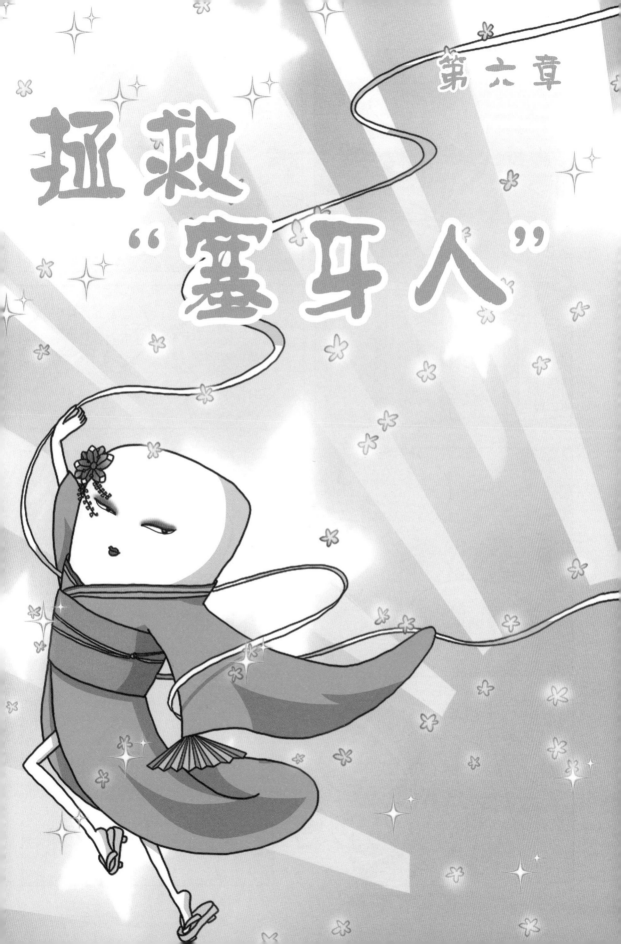

第六章

拯救 "塞耳人"

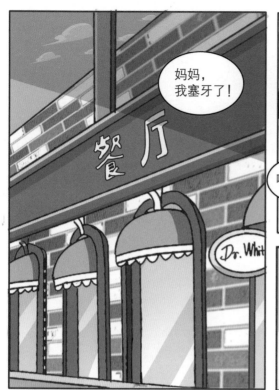

妈妈，我塞牙了！

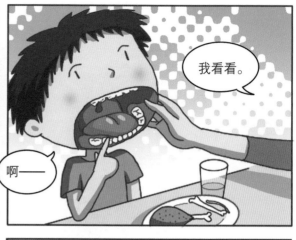

我看看。

啊——

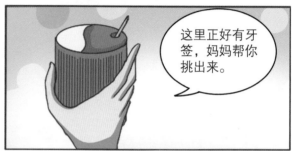

这里正好有牙签，妈妈帮你挑出来。

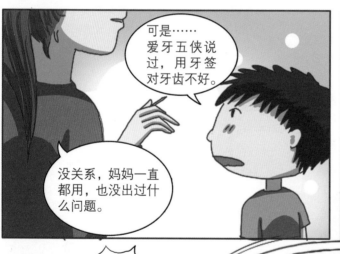

可是……爱牙五侠说过，用牙签对牙齿不好。

没关系，妈妈一直都用，也没出过什么问题。

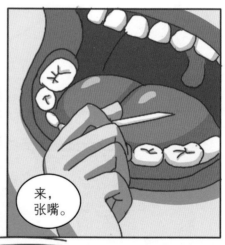

来，张嘴。

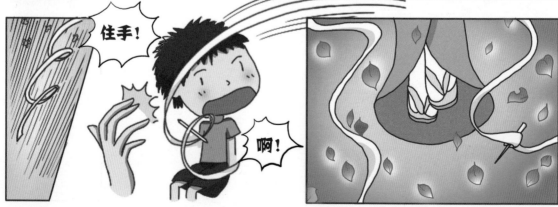

住手！

啊！

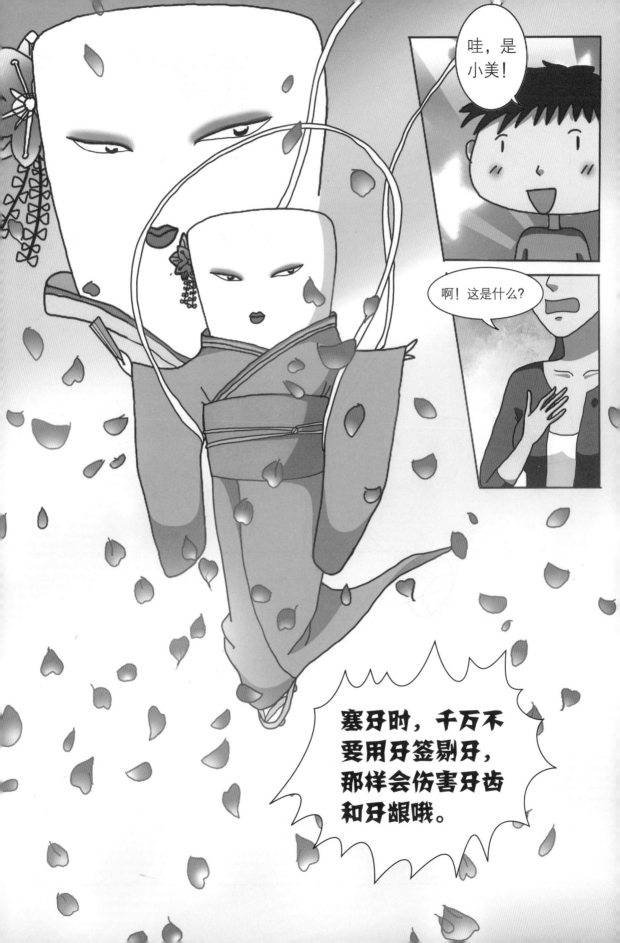

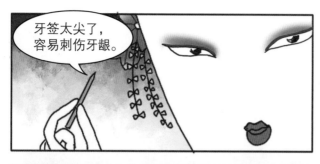

牙签太尖了，容易刺伤牙龈。

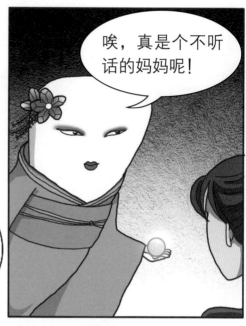

唉，真是个不听话的妈妈呢！

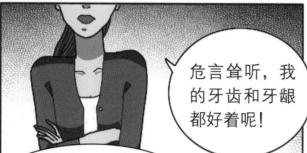

危言耸听，我的牙齿和牙龈都好着呢！

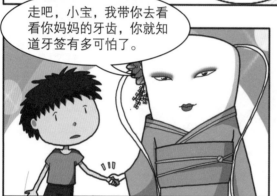

走吧，小宝，我带你去看看你妈妈的牙齿，你就知道牙签有多可怕了。

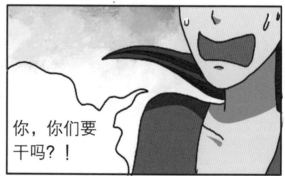

你，你们要干吗？！

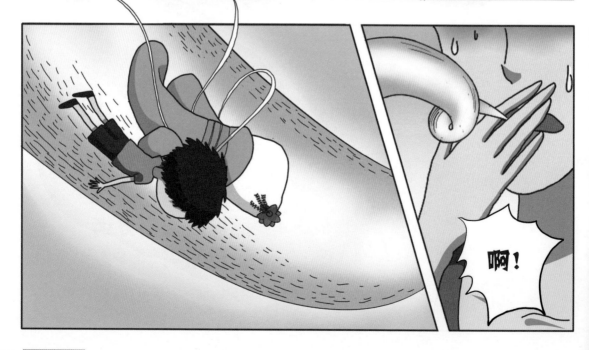

啊！

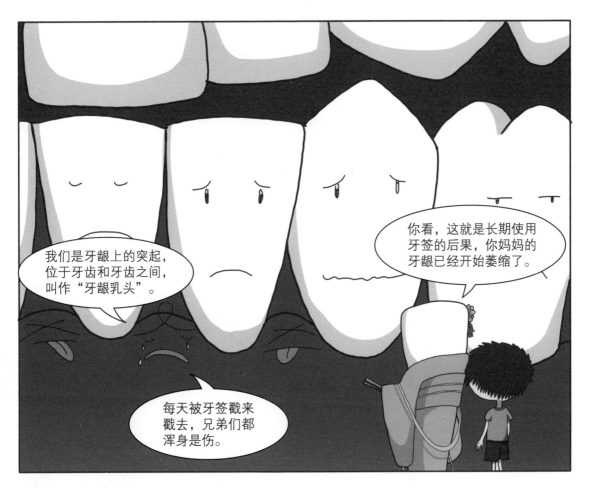

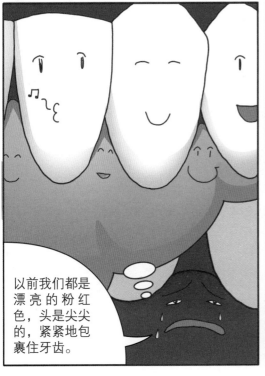

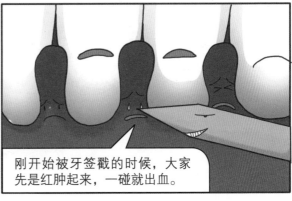

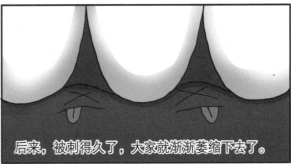

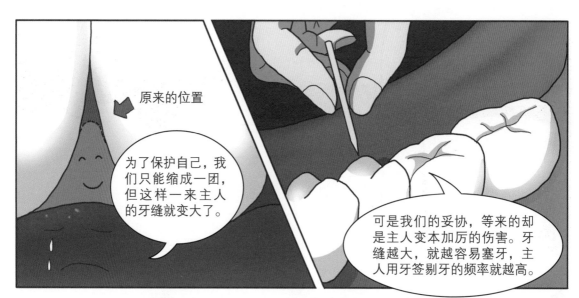

原来的位置

为了保护自己，我们只能缩成一团，但这样一来主人的牙缝就变大了。

可是我们的妥协，等来的却是主人变本加厉的伤害。牙缝越大，就越容易塞牙，主人用牙签剔牙的频率就越高。

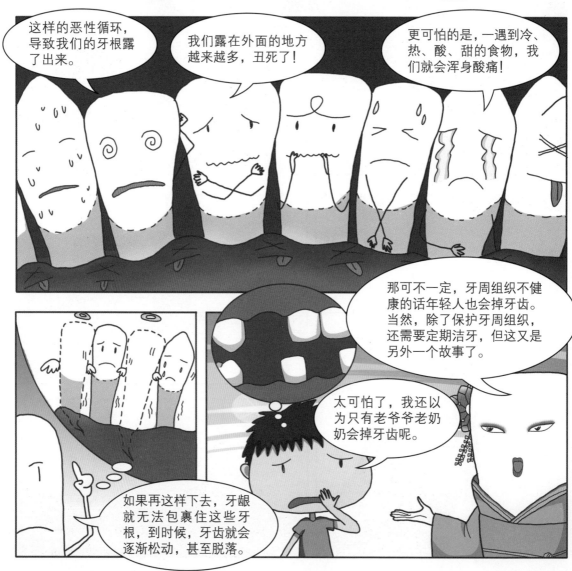

这样的恶性循环，导致我们的牙根露了出来。

我们露在外面的地方越来越多，丑死了！

更可怕的是，一遇到冷、热、酸、甜的食物，我们就会浑身酸痛！

那可不一定，牙周组织不健康的话年轻人也会掉牙齿。当然，除了保护牙周组织，还需要定期洁牙，但这又是另外一个故事了。

太可怕了，我还以为只有老爷爷老奶奶会掉牙齿呢。

如果再这样下去，牙龈就无法包裹住这些牙根，到时候，牙齿就会逐渐松动，甚至脱落。

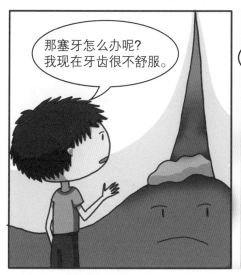

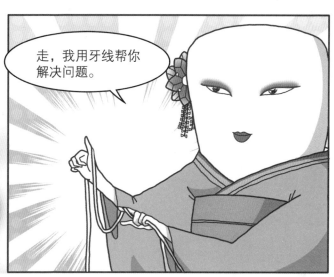

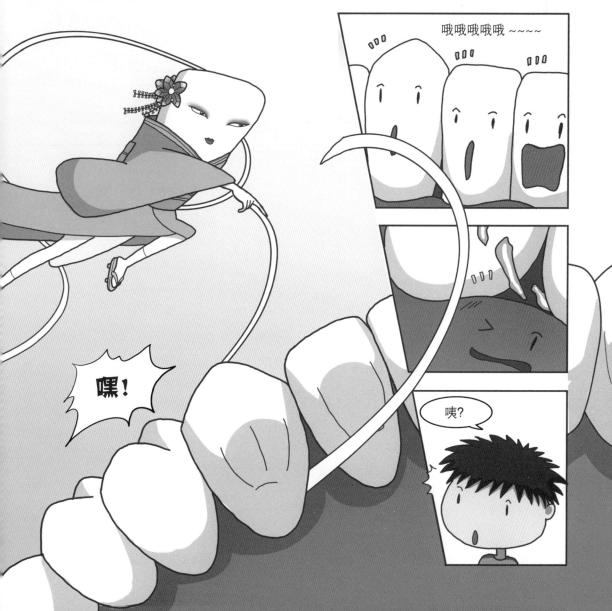

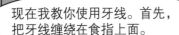

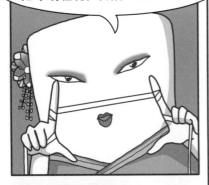
现在我教你使用牙线。首先，把牙线缠绕在食指上面。

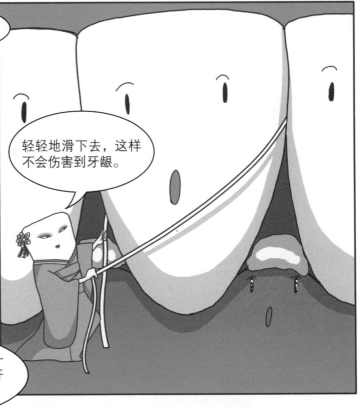
轻轻地滑下去，这样不会伤害到牙龈。

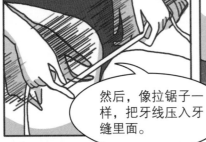
然后，像拉锯子一样，把牙线压入牙缝里面。

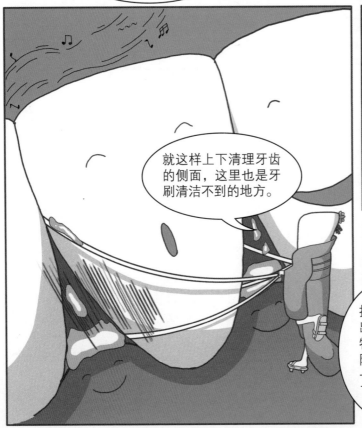
就这样上下清理牙齿的侧面，这里也是牙刷清洁不到的地方。

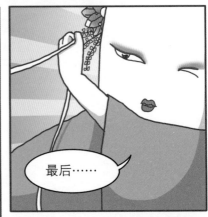
最后……

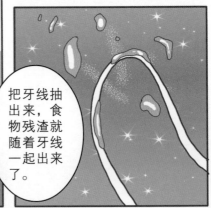
把牙线抽出来，食物残渣就随着牙线一起出来了。

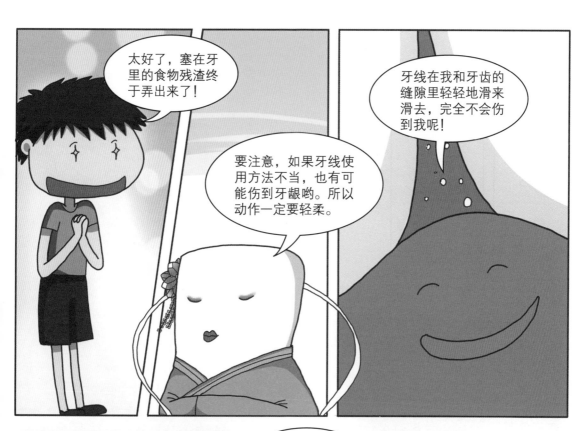

太好了，塞在牙里的食物残渣终于弄出来了！

要注意，如果牙线使用方法不当，也有可能伤到牙龈哟。所以动作一定要轻柔。

牙线在我和牙齿的缝隙里轻轻地滑来滑去，完全不会伤到我呢！

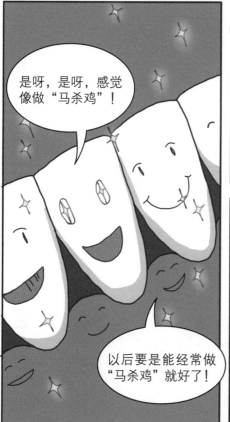

是呀，是呀，感觉像做"马杀鸡"！

以后要是能经常做"马杀鸡"就好了！

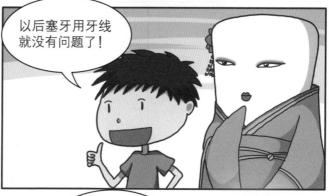

以后塞牙用牙线就没有问题了！

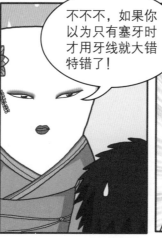

不不不，如果你以为只有塞牙时才用牙线就大错特错了！

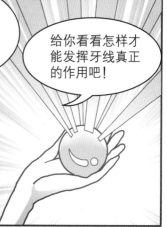

给你看看怎样才能发挥牙线真正的作用吧！

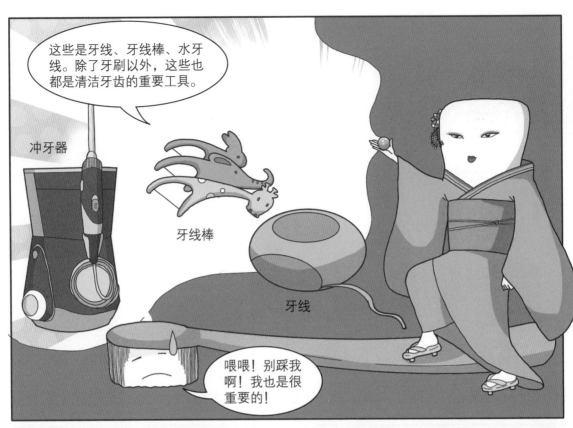

这些是牙线、牙线棒、水牙线。除了牙刷以外，这些也都是清洁牙齿的重要工具。

冲牙器

牙线棒

牙线

喂喂！别踩我啊！我也是很重要的！

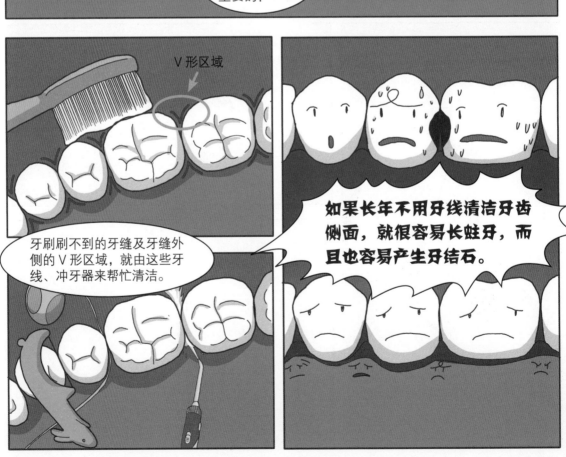

V 形区域

牙刷刷不到的牙缝及牙缝外侧的 V 形区域，就由这些牙线、冲牙器来帮忙清洁。

如果长年不用牙线清洁牙齿侧面，就很容易长蛀牙，而且也容易产生牙结石。

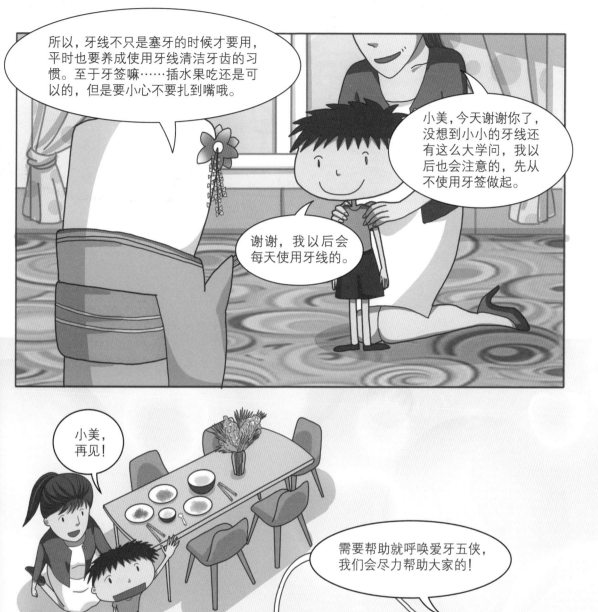

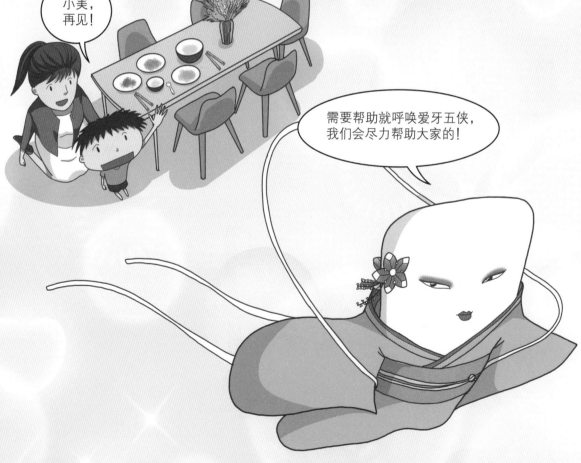

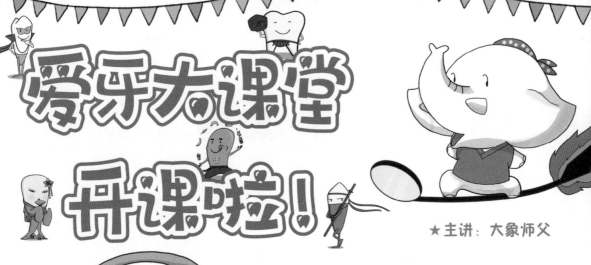

爱牙大课堂 开课啦！

★主讲：大象师父

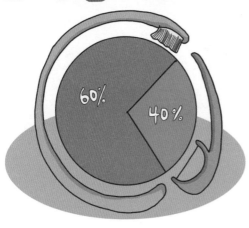

60% 40%

如果日常只使用牙刷，而不使用牙线，牙齿大概会有40%的表面积没有被清洁到，这也是为什么牙缝里面容易得蛀牙的原因。

牙线最重要的作用是把黏附在牙缝及牙缝外侧V形区域的牙菌斑清理下来，使其变成游离状态，这样就可以通过漱口把细菌冲走了，这跟刷牙的原理是一样的。

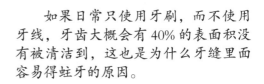
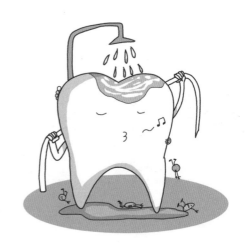

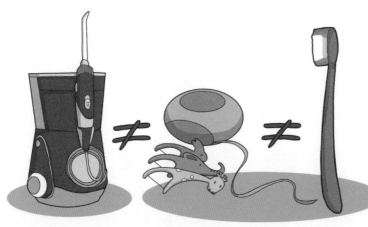

水牙线是利用水压来冲刷牙齿的表面和缝隙。但是它去除菌斑的能力不及牙线和牙刷，更不能代替牙刷。三者结合使用效果更好。

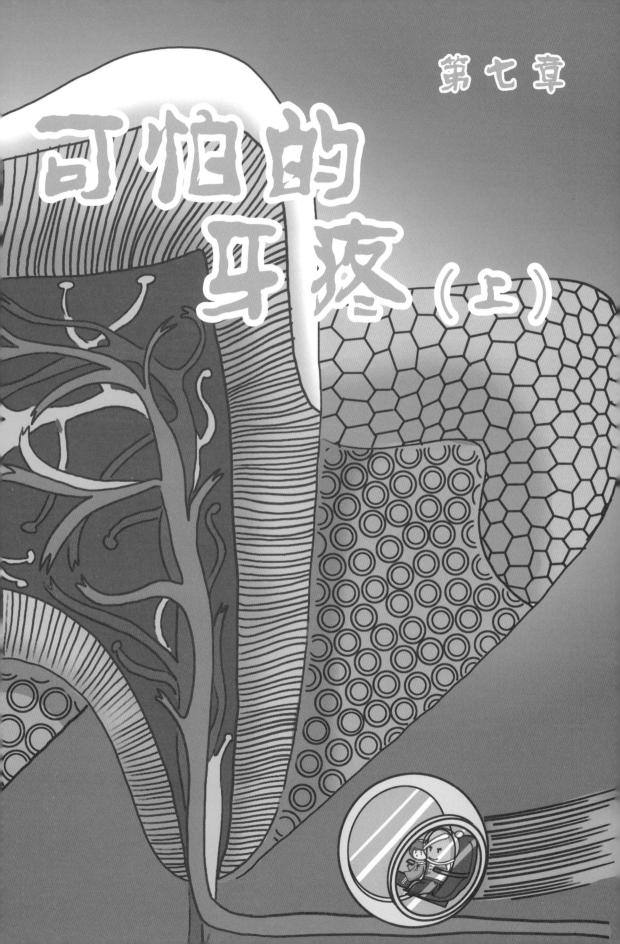

第七章

可怕的
牙疼（上）

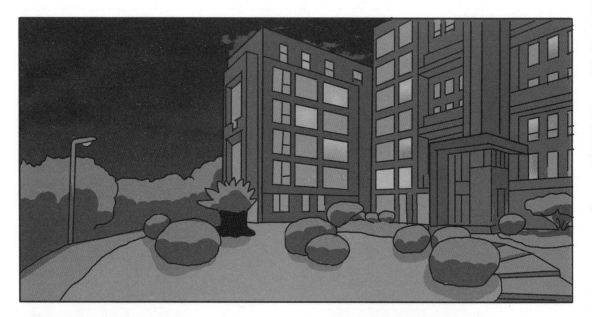

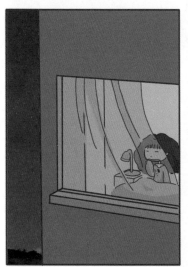

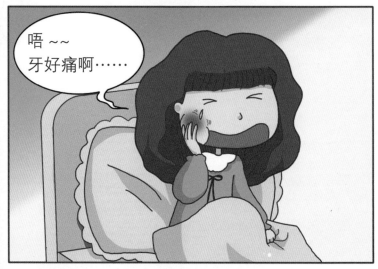

唔 ~~
牙好痛啊……

西南方
向，有
小朋友
牙疼。

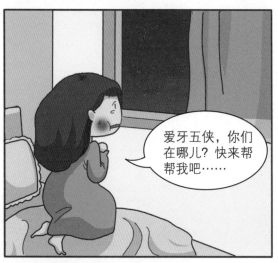

爱牙五侠，你们
在哪儿？快来帮
帮我吧……

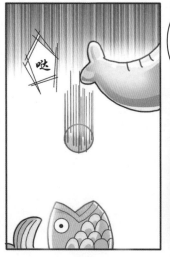

哒

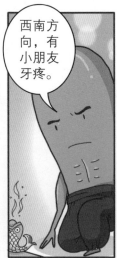

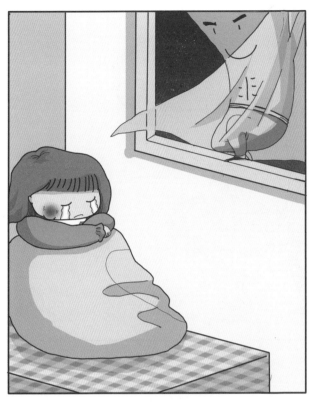

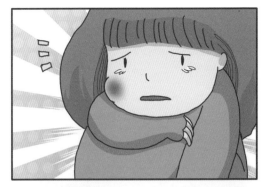

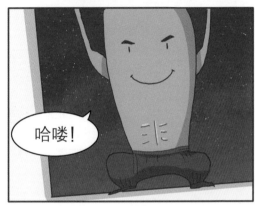

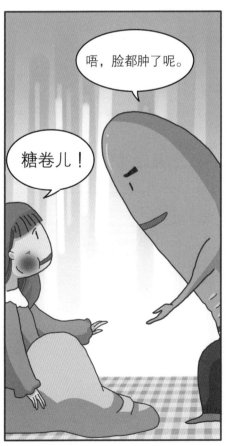

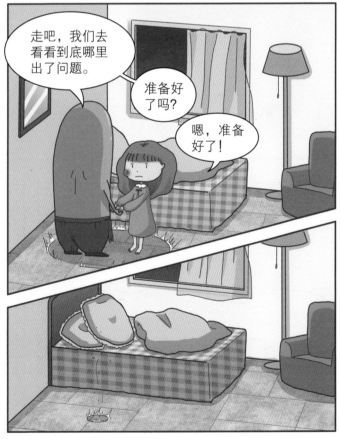

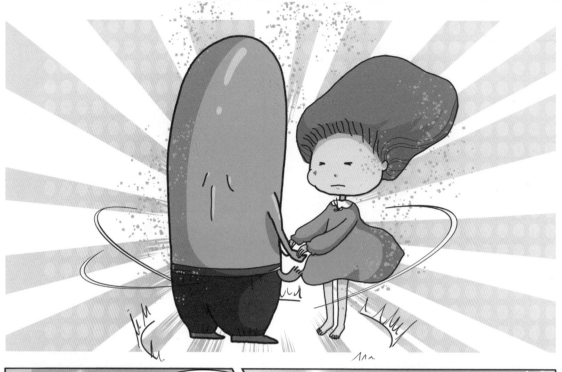

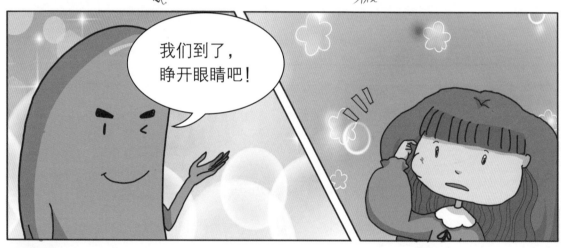

我们到了，
睁开眼睛吧！

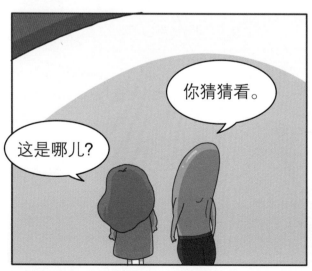

你猜猜看。

这是哪儿？

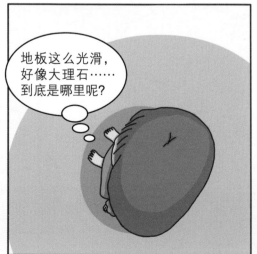

地板这么光滑，
好像大理石……
到底是哪里呢？

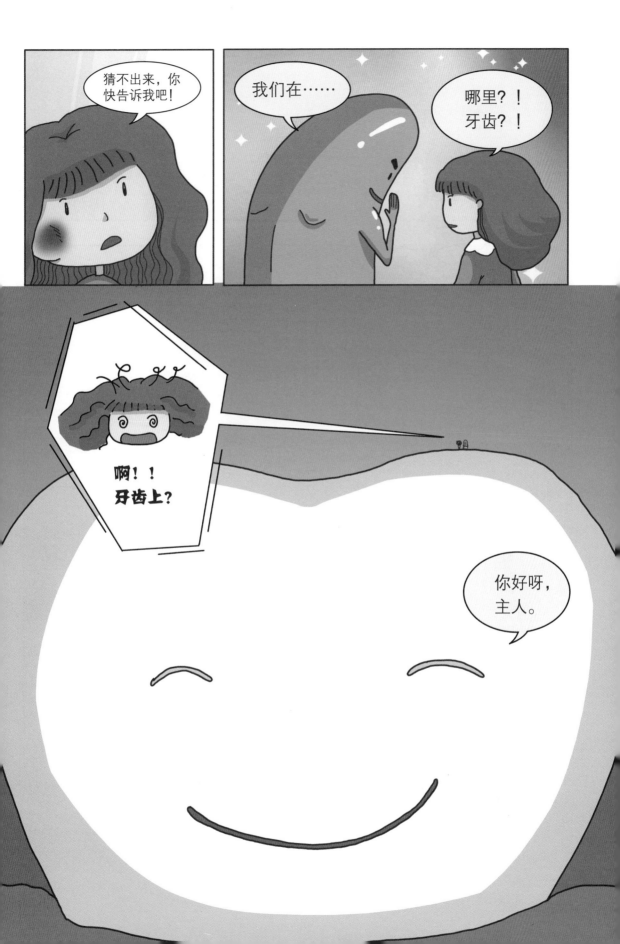

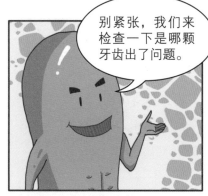

别紧张，我们来检查一下是哪颗牙齿出了问题。

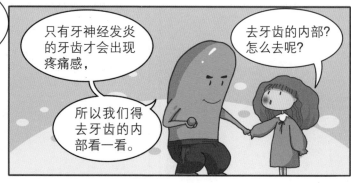

只有牙神经发炎的牙齿才会出现疼痛感，

所以我们得去牙齿的内部看一看。

去牙齿的内部？怎么去呢？

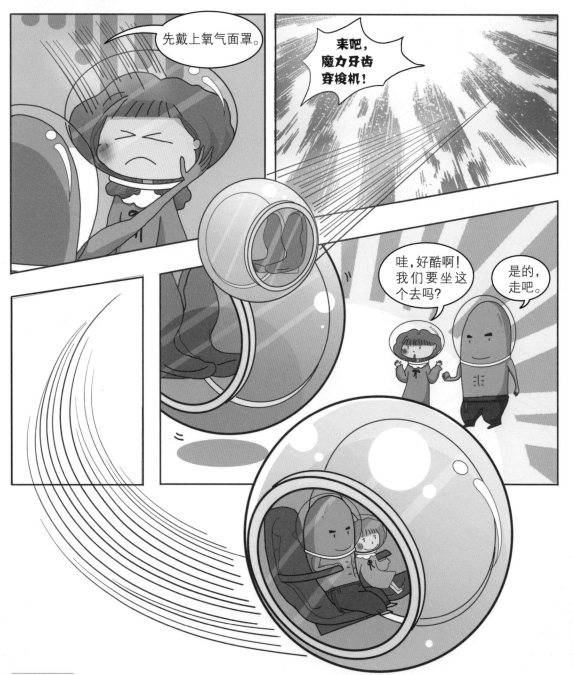

先戴上氧气面罩。

来吧，魔力牙齿穿梭机！

哇，好酷啊！我们要坐这个去吗？

是的，走吧。

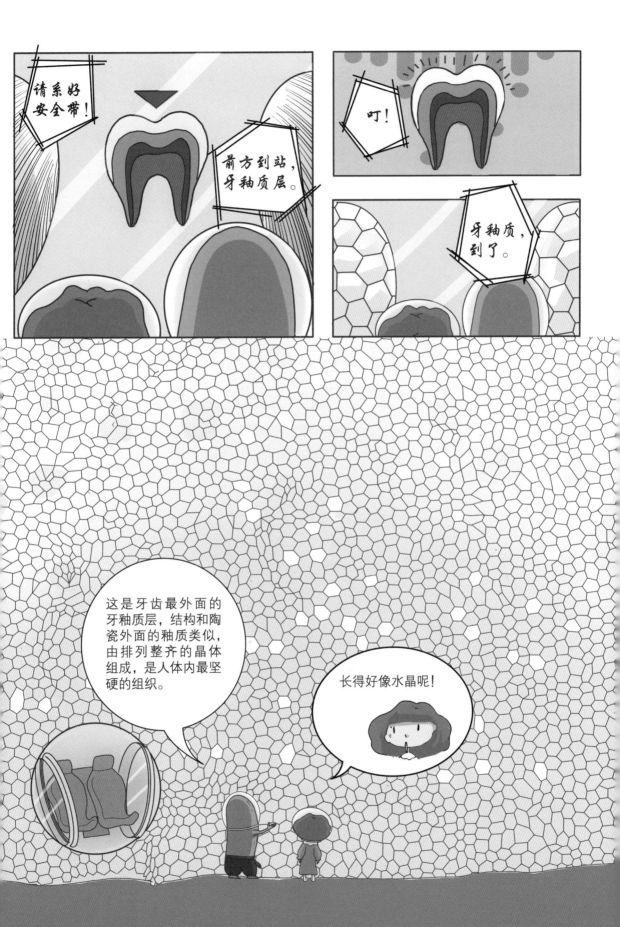

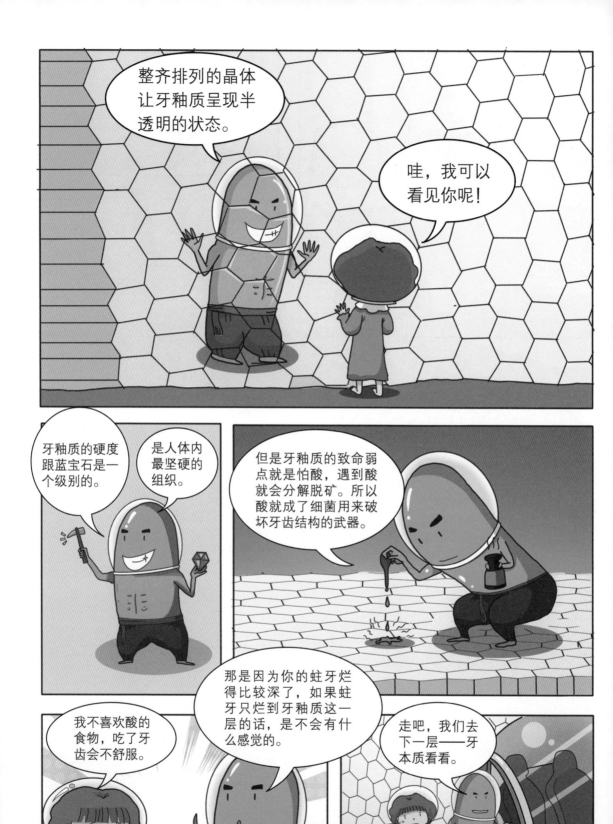

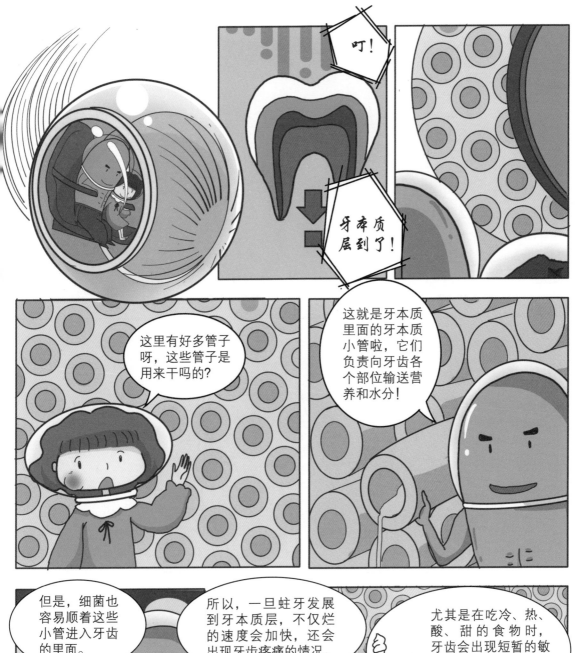

叮！

牙本质层到了！

这里有好多管子呀，这些管子是用来干吗的？

这就是牙本质里面的牙本质小管啦，它们负责向牙齿各个部位输送营养和水分！

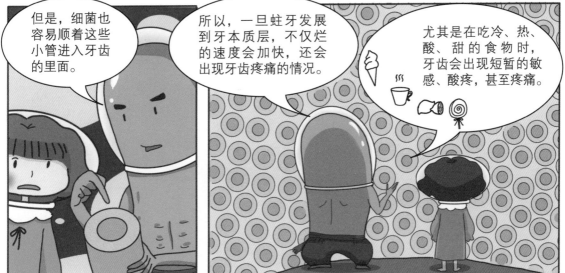

但是，细菌也容易顺着这些小管进入牙齿的里面。

所以，一旦蛀牙发展到牙本质层，不仅烂的速度会加快，还会出现牙齿疼痛的情况。

尤其是在吃冷、热、酸、甜的食物时，牙齿会出现短暂的敏感、酸疼，甚至疼痛。

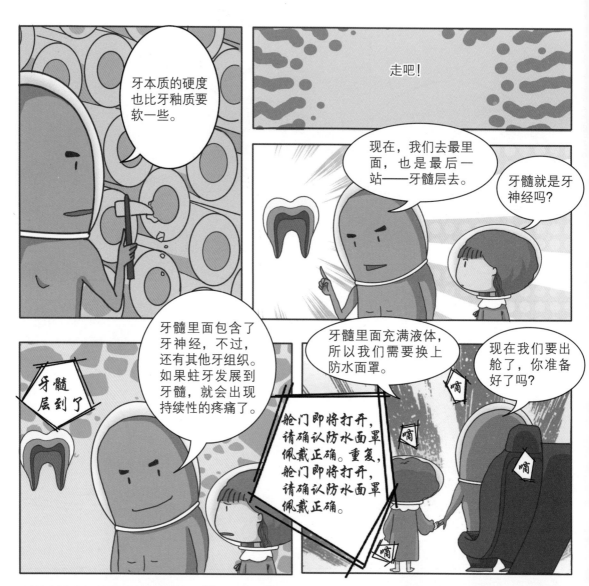

牙本质的硬度也比牙釉质要软一些。

走吧!

现在,我们去最里面,也是最后一站——牙髓层去。

牙髓就是牙神经吗?

牙髓里面包含了牙神经,不过,还有其他牙组织。如果蛀牙发展到牙髓,就会出现持续性的疼痛了。

牙髓层到了

牙髓里面充满液体,所以我们需要换上防水面罩。

现在我们要出舱了,你准备好了吗?

嘀
嘀
嘀
嘀

舱门即将打开,请确认防水面罩佩戴正确。重复,舱门即将打开,请确认防水面罩佩戴正确。

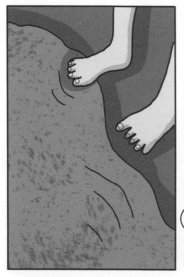

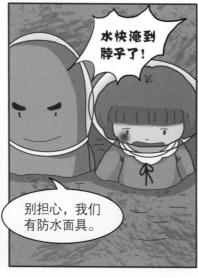

水快淹到脖子了!

别担心,我们有防水面具。

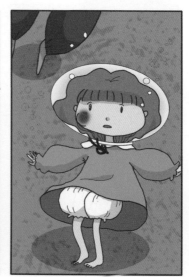

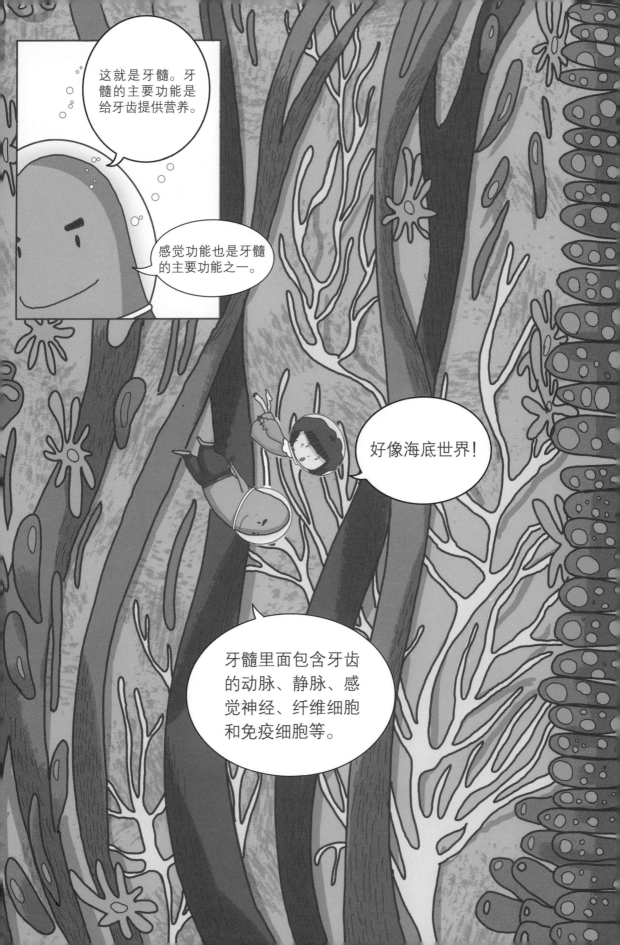

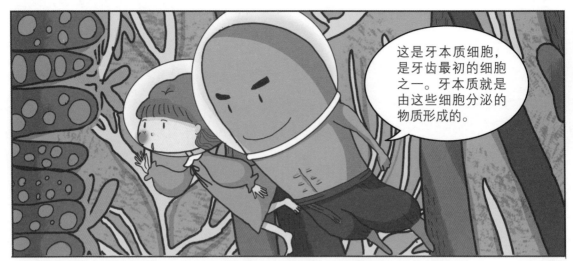

这是牙本质细胞，是牙齿最初的细胞之一。牙本质就是由这些细胞分泌的物质形成的。

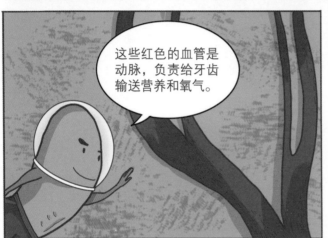

这些红色的血管是动脉，负责给牙齿输送营养和氧气。

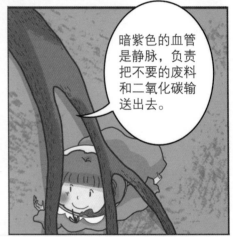

暗紫色的血管是静脉，负责把不要的废料和二氧化碳输送出去。

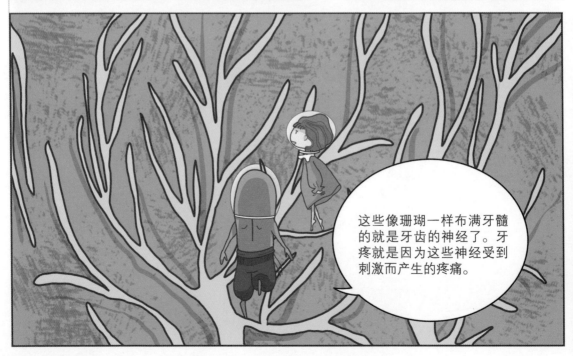

这些像珊瑚一样布满牙髓的就是牙齿的神经了。牙疼就是因为这些神经受到刺激而产生的疼痛。

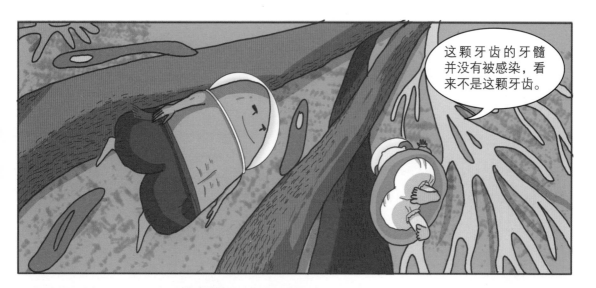

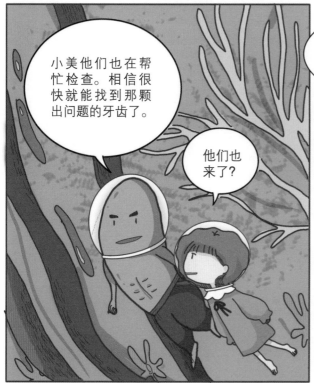

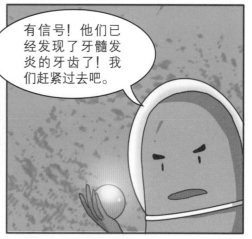

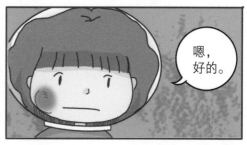

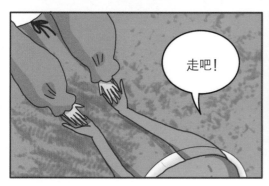

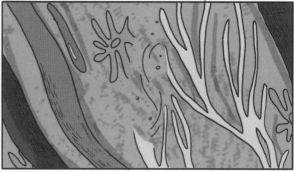

爱牙大课堂 开课啦！

★主讲：大象师父

牙齿最外层的是牙釉质，特点是透明、坚硬，可以隔绝冷热酸甜等刺激。

牙髓里面充满了血管和神经。但是牙髓一旦感染就会坏死，不能恢复。

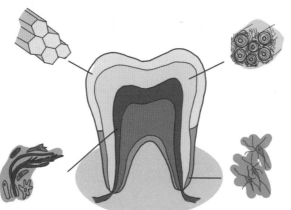

牙釉质下面是牙本质，淡黄色，比牙釉质软，充满小管结构，冷热酸甜刺激能透过牙本质到达牙髓。

牙骨质是包在牙根表面的很薄的一层结构。牙骨质由纤维和牙齿周围的组织连接在一起，让牙齿可以稳固。

牙齿美白之后可能会发生冷热酸痛等情况，这是牙齿轻微脱矿之后形成的敏感症状。一般一段时间之后，随着牙齿的再矿化，这些敏感症状会逐步消失。

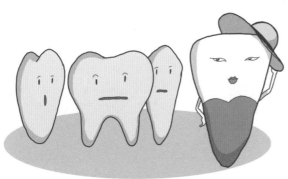

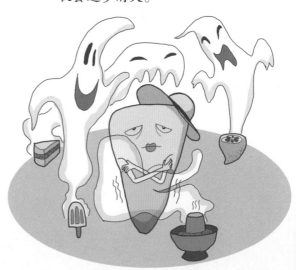

亚洲人的牙齿呈现自然的浅黄色。这是因为牙釉质是透明的，看到的颜色就是牙本质的淡黄色。

有些爱美人士去做牙齿美白，实际上是用酸让牙齿表面的牙釉质脱矿，变得不那么透明，牙齿就显得白了。

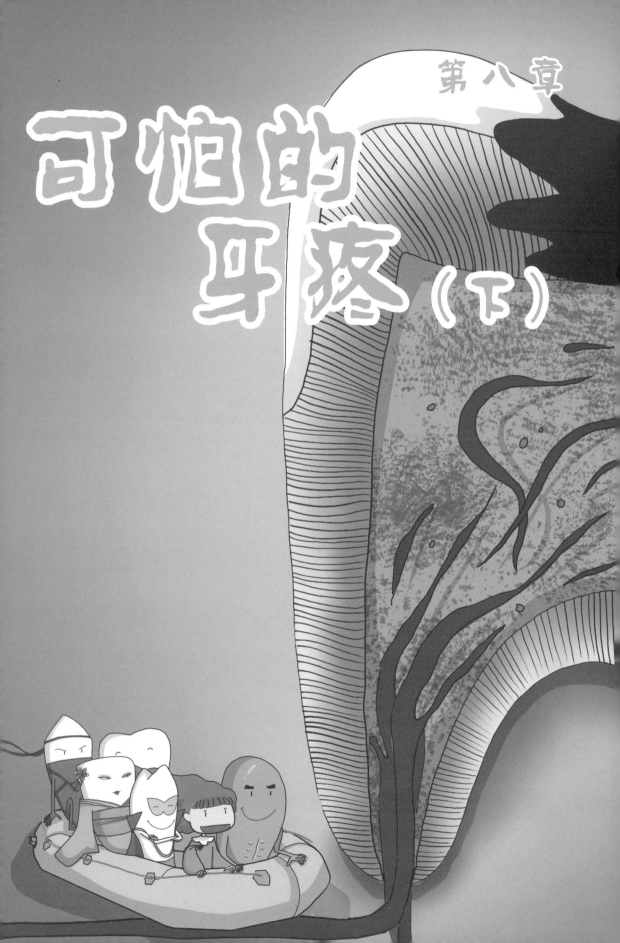

第八章

可怕的耳疼（下）

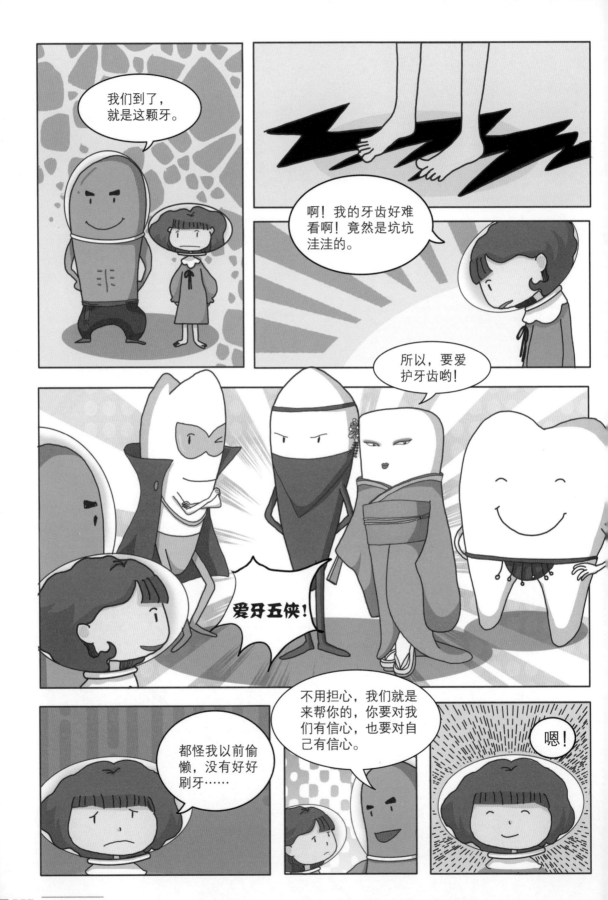

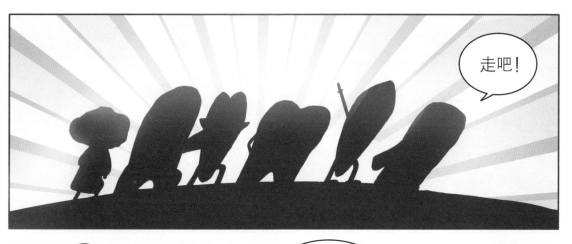
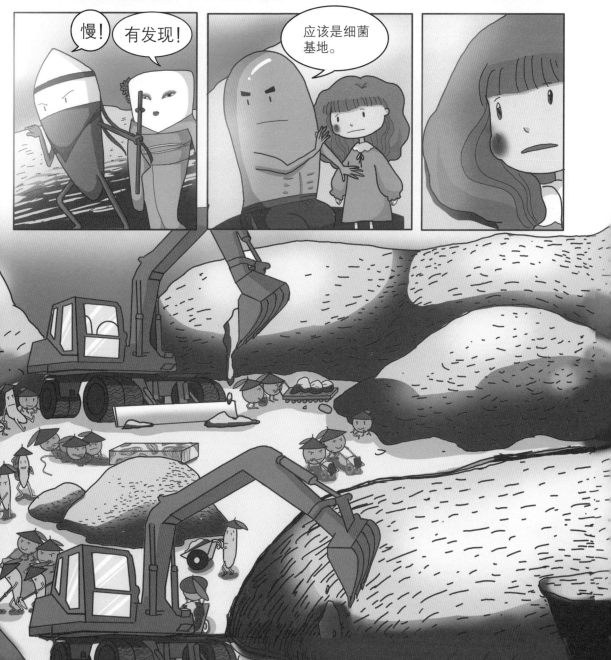

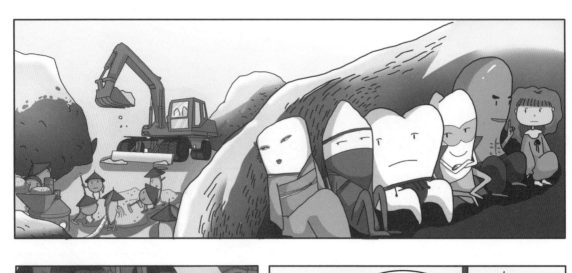

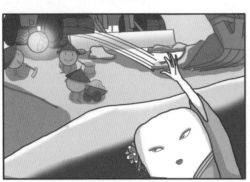

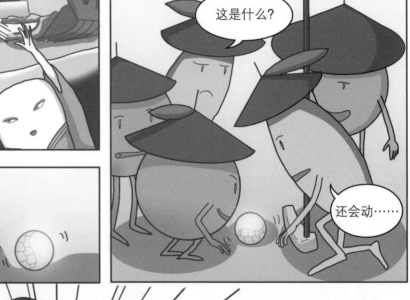

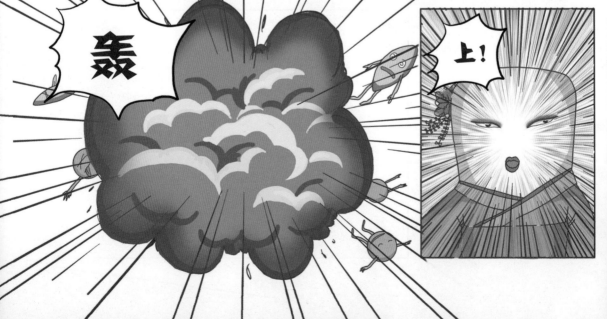

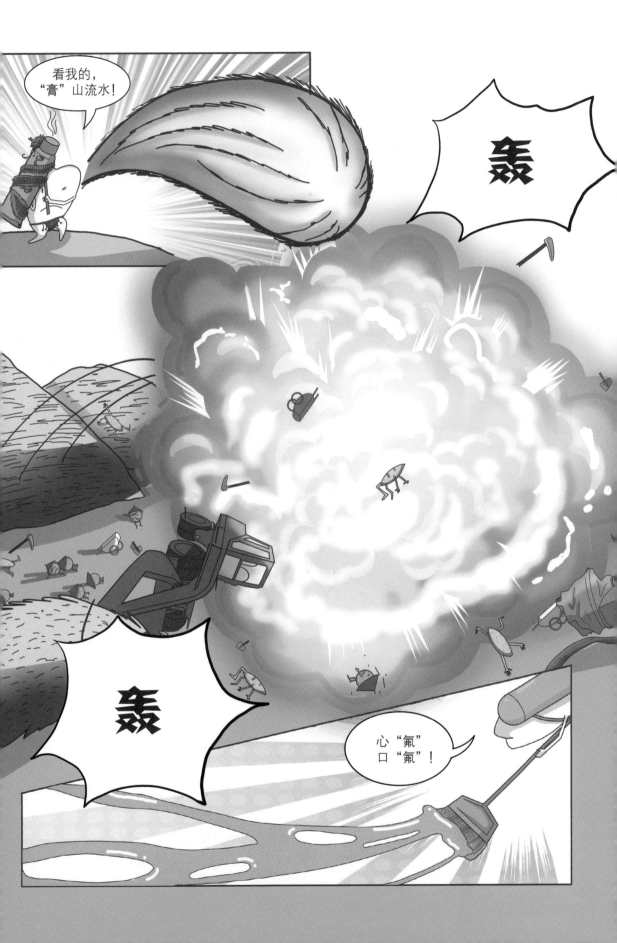

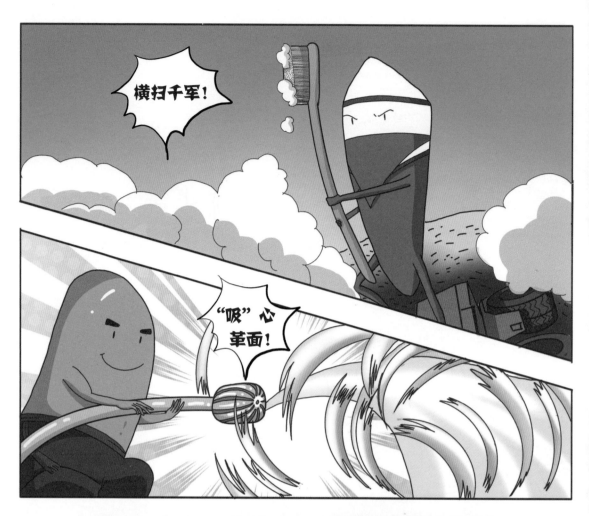

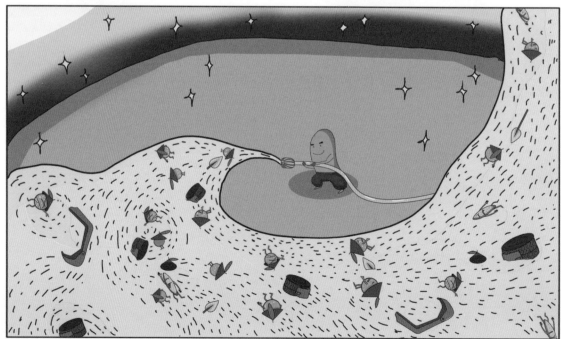

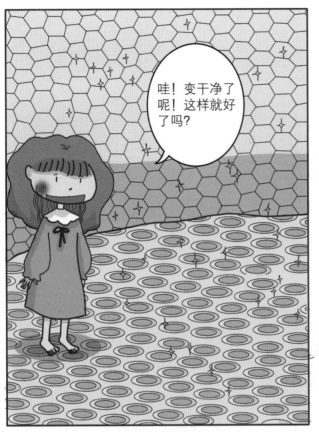

哇！变干净了呢！这样就好了吗？

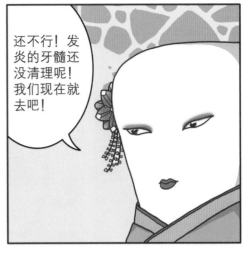

还不行！发炎的牙髓还没清理呢！我们现在就去吧！

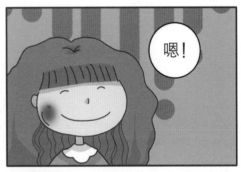

嗯！

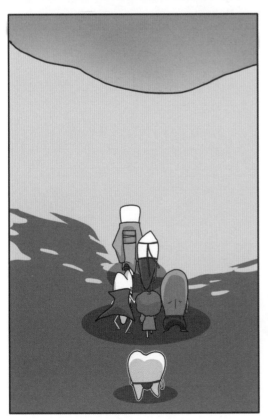

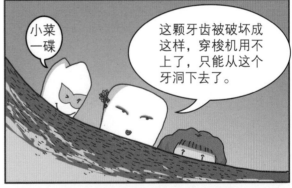

小菜一碟

这颗牙齿被破坏成这样，穿梭机用不上了，只能从这个牙洞下去了。

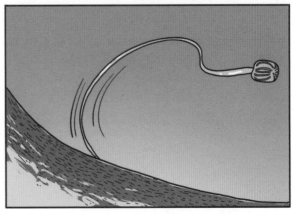

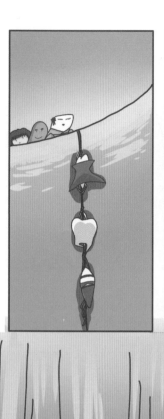
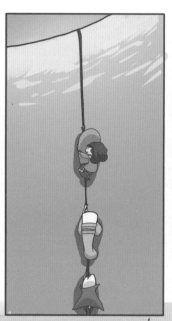
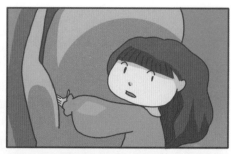
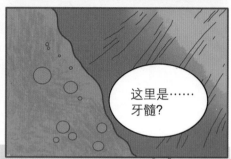

这里是……
牙髓?

是的，牙髓被感
染之后化脓，就
会变成这样。

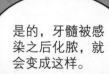

好……
好臭!

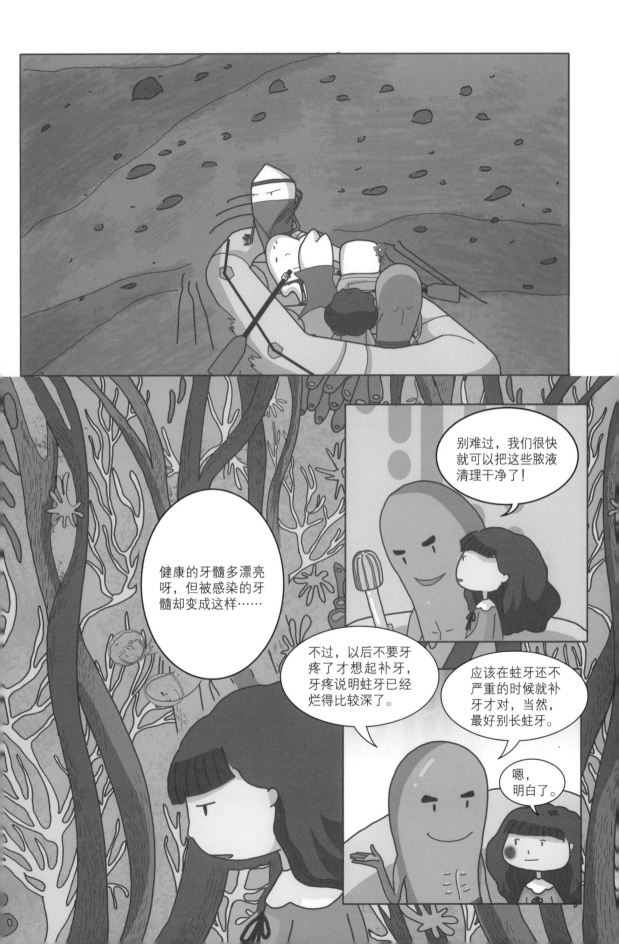

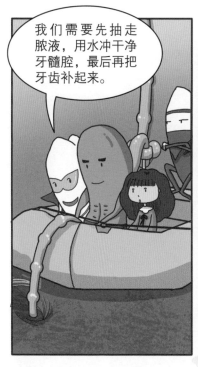

我们需要先抽走脓液，用水冲干净牙髓腔，最后再把牙齿补起来。

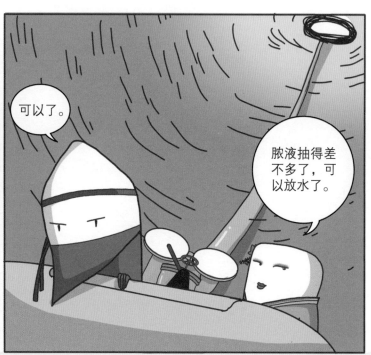

可以了。

脓液抽得差不多了，可以放水了。

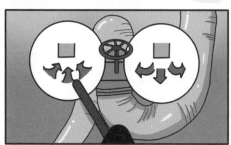

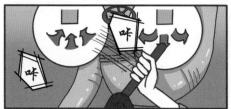

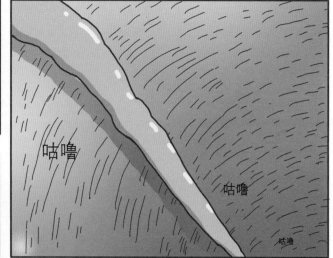

咕噜

咕噜

咕噜

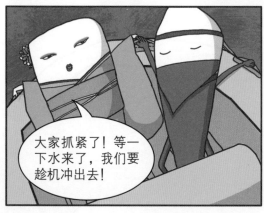

大家抓紧了！等一下水来了，我们要趁机冲出去！

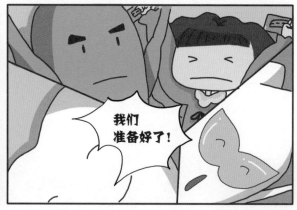

我们准备好了！

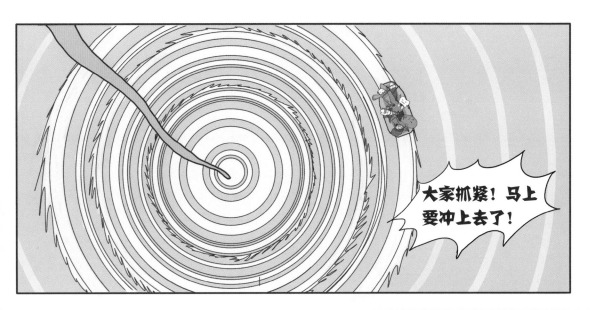

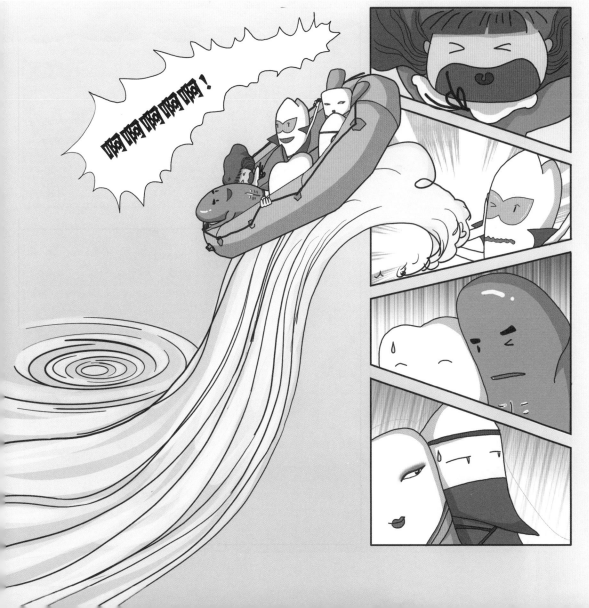

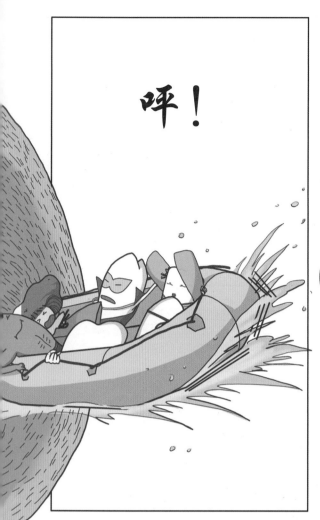

呼！

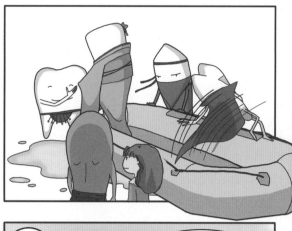

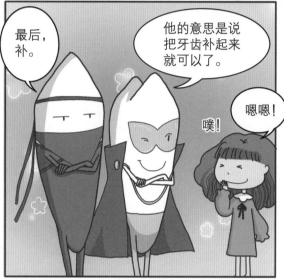

最后，补。

他的意思是说把牙齿补起来就可以了。

噗！

嗯嗯！

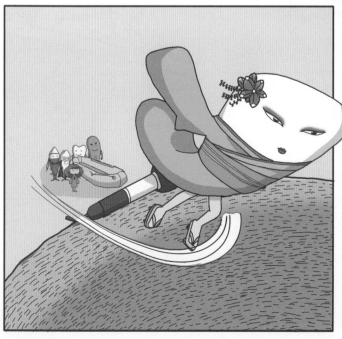

这个叫作复合树脂，是用来补牙的。

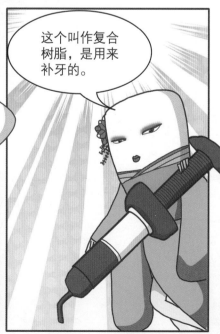

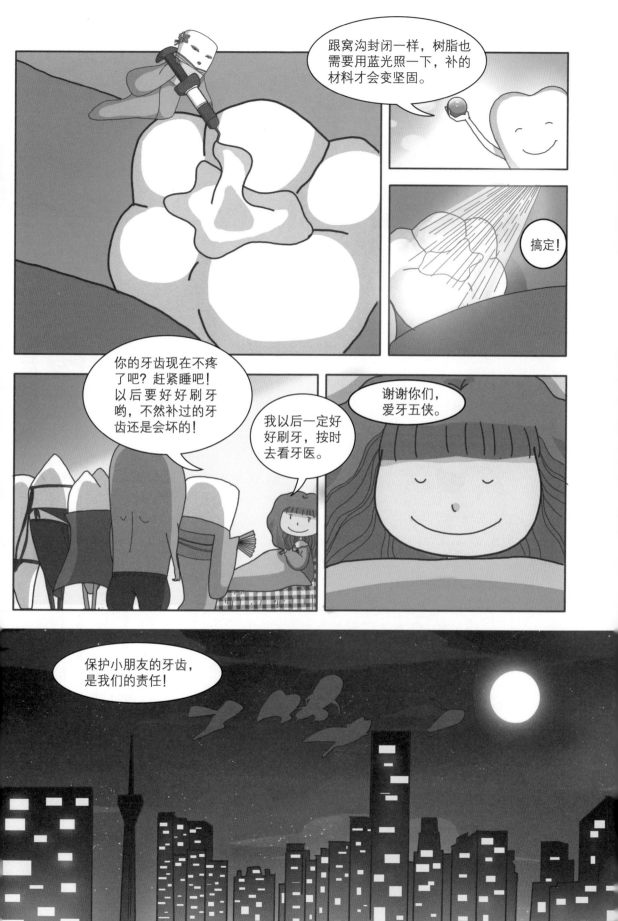

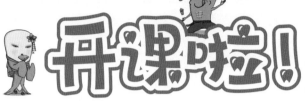

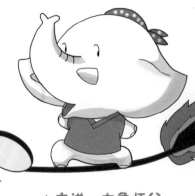

★主讲：大象师父

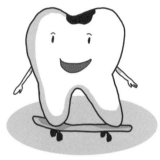

如果蛀牙只伤到牙釉质层，一般没什么感觉。

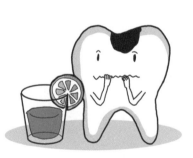

如果蛀牙到了牙本质层，外界冷、热、酸、甜的刺激就会传到牙神经，让人产生牙齿敏感或者酸痛感。

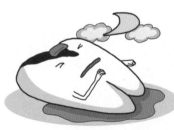

如果蛀牙进一步发展到牙髓，那么牙髓就会感染、坏死，并出现持续性的疼痛。典型牙髓炎的症状是自发性、持续性的疼痛，且夜间会加重。

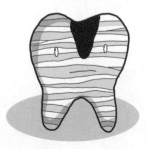

在牙髓已经完全坏死的情况下，可能没有明显的疼痛，也可能有阵发性的疼痛。但是这并不表示炎症就消失了。

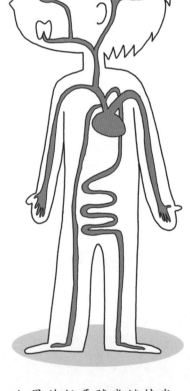

如果放任牙髓炎继续发展，那么可能引起更大范围的感染。轻一点的例如面部肿胀，严重的可能引起菌血症、心肌炎等。所以蛀牙无论是哪一个阶段，都应该尽早治疗。

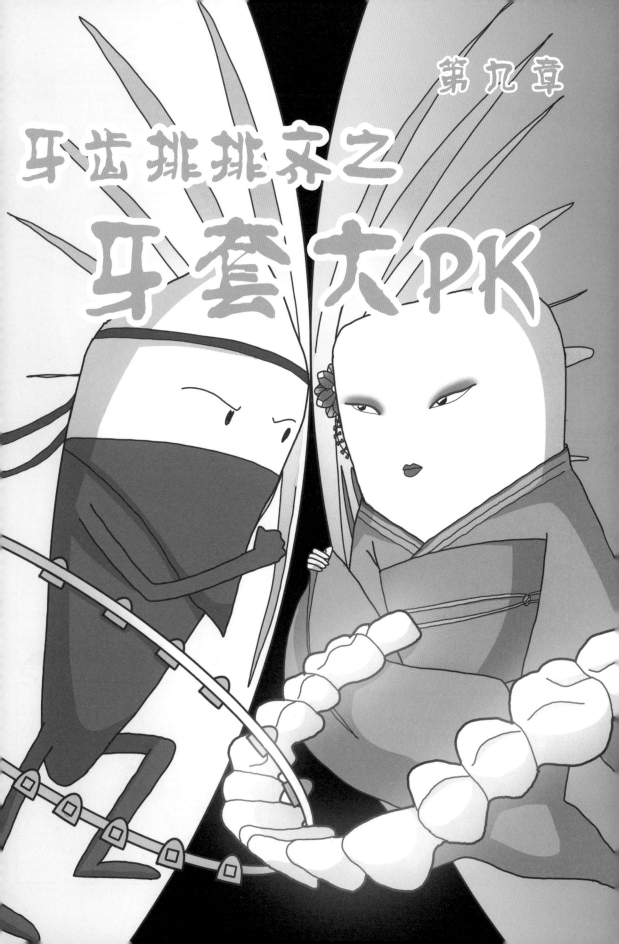

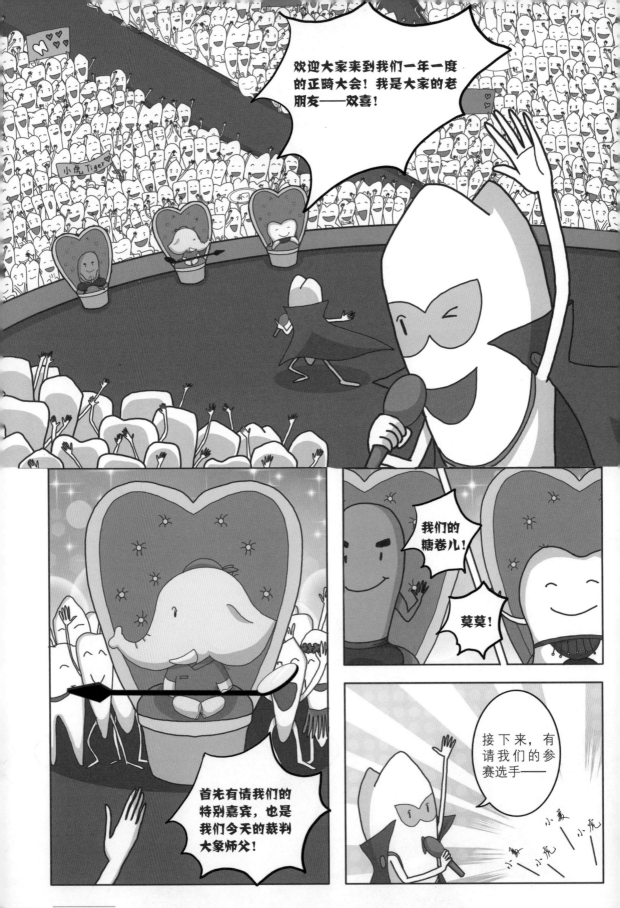

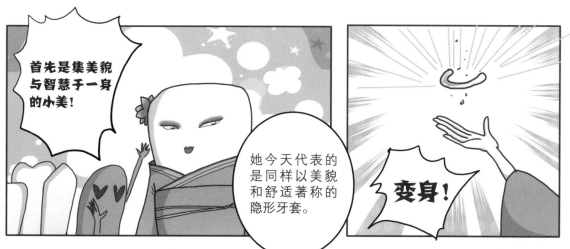

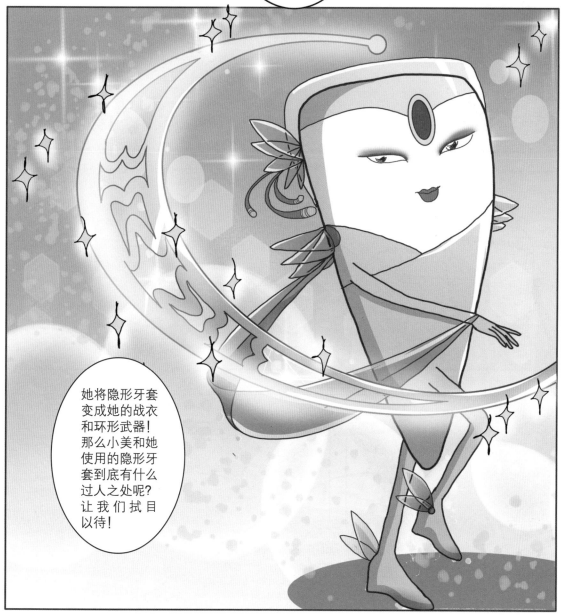

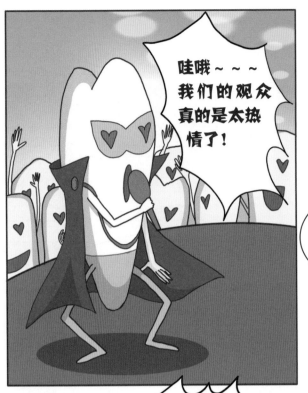

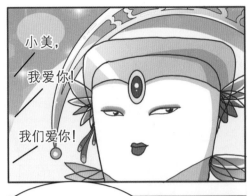

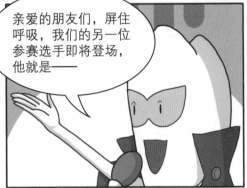

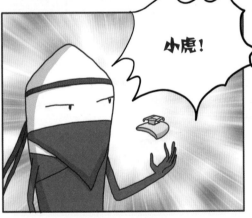

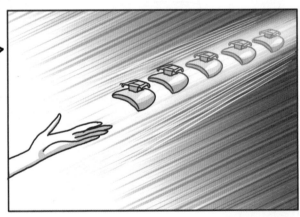

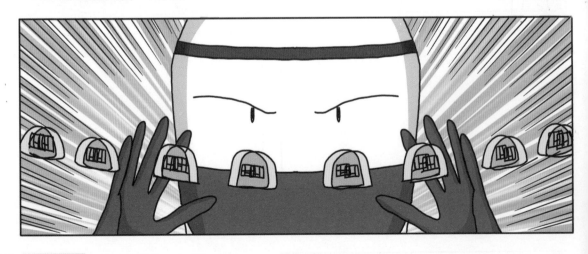

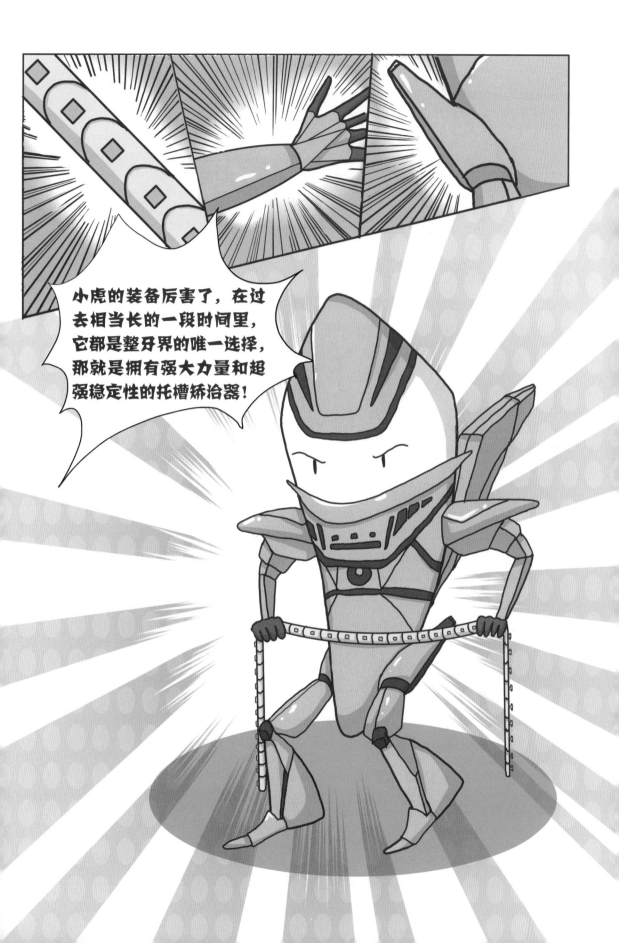

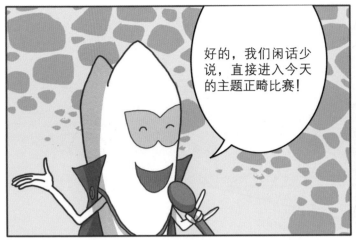

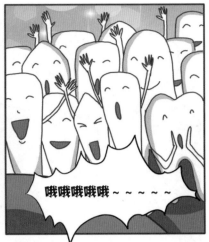

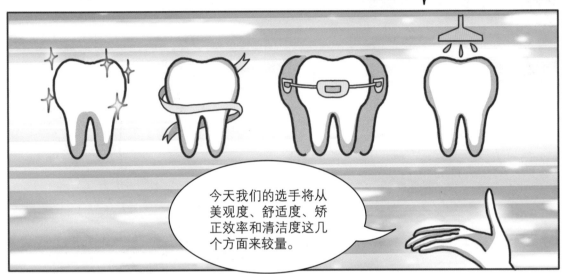

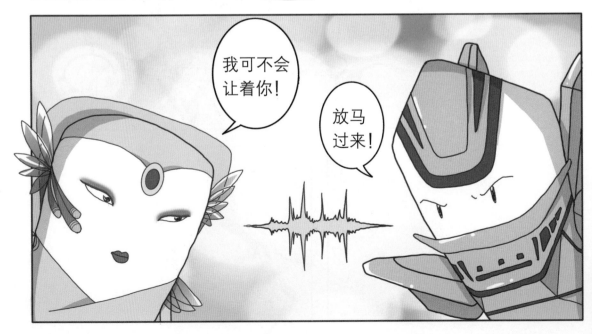

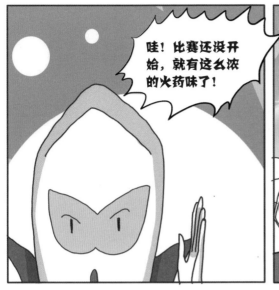

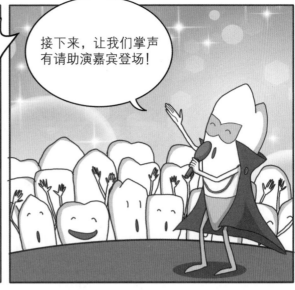

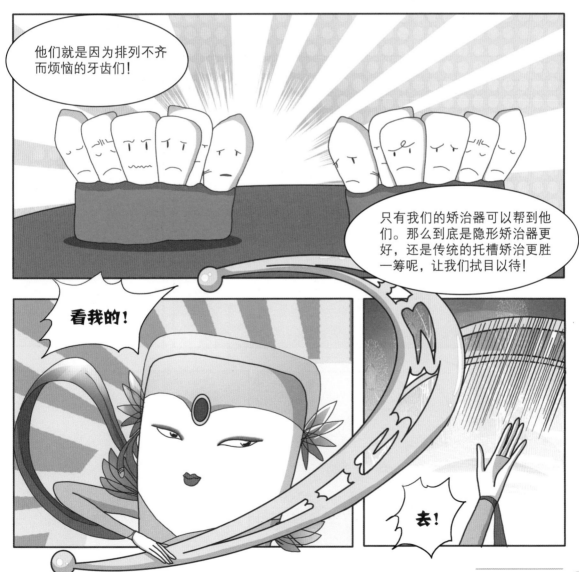

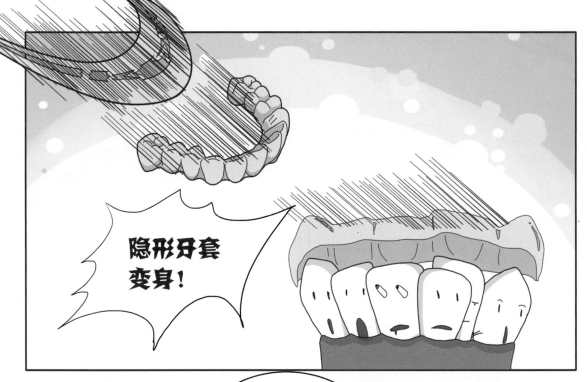

隐形牙套变身！

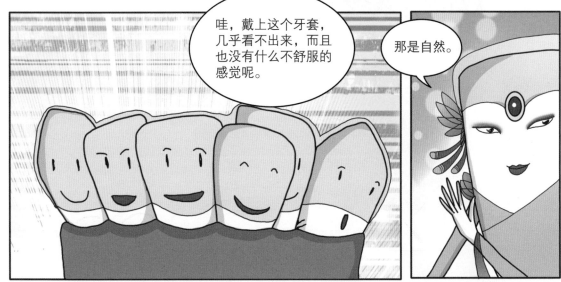

哇，戴上这个牙套，几乎看不出来，而且也没有什么不舒服的感觉呢。

那是自然。

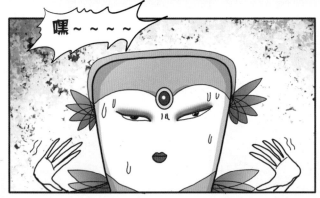

嘿~~~

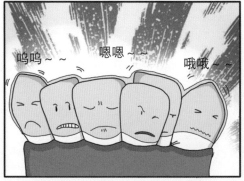

呜呜~~ 嗯嗯~~ 哦哦~~

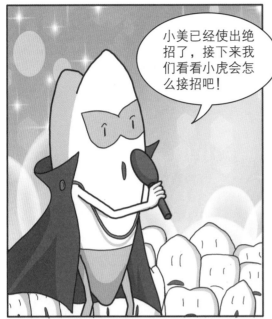

小美已经使出绝招了，接下来我们看看小虎会怎么接招吧！

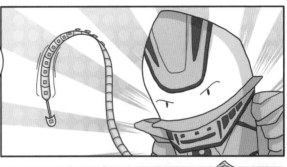

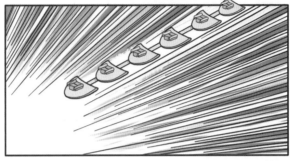

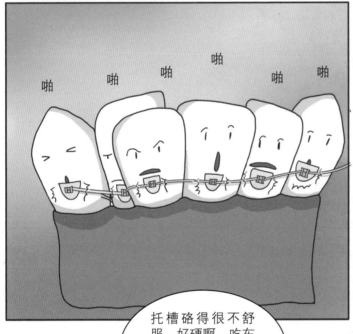

啪　啪　啪　啪　啪　啪

托槽硌得很不舒服，好硬啊，吃东西还会刮到舌头。而且戴这个也不是很好看呢……

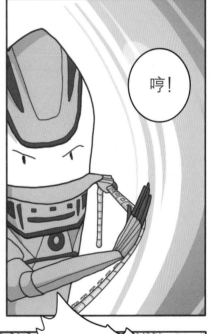

哼！

嘿！

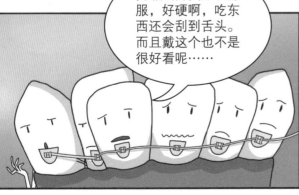

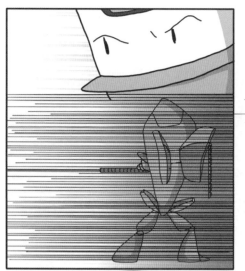

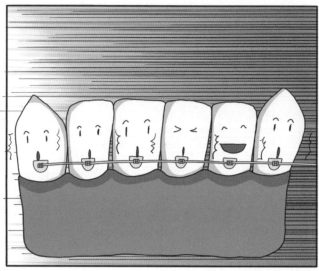

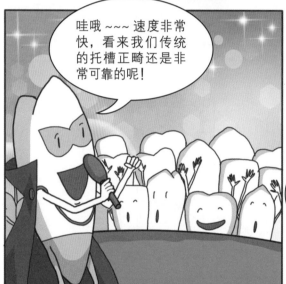
哇哦~~~速度非常快，看来我们传统的托槽正畸还是非常可靠的呢！

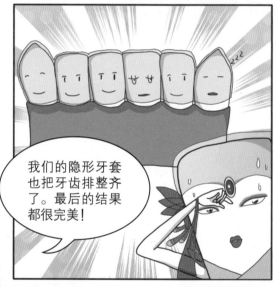
我们的隐形牙套也把牙齿排整齐了。最后的结果都很完美！

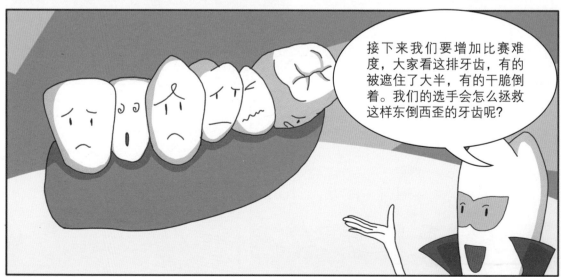
接下来我们要增加比赛难度，大家看这排牙齿，有的被遮住了大半，有的干脆倒着。我们的选手会怎么拯救这样东倒西歪的牙齿呢？

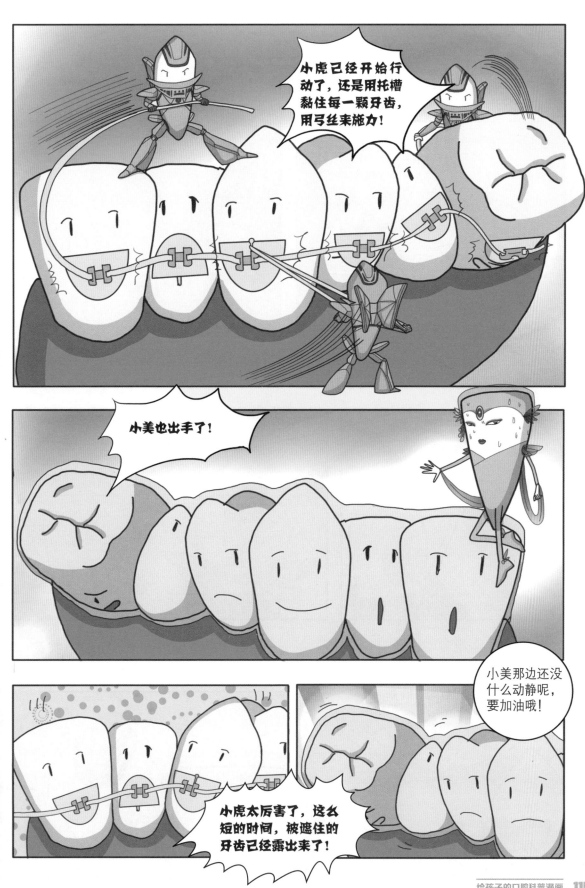

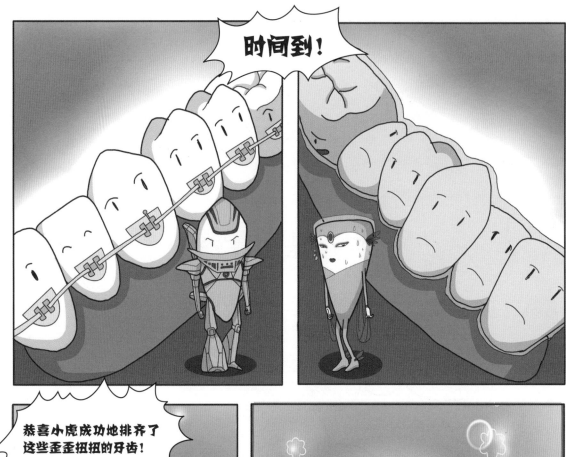

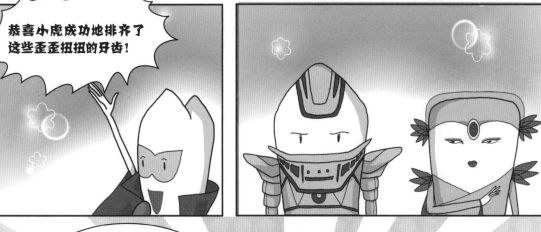

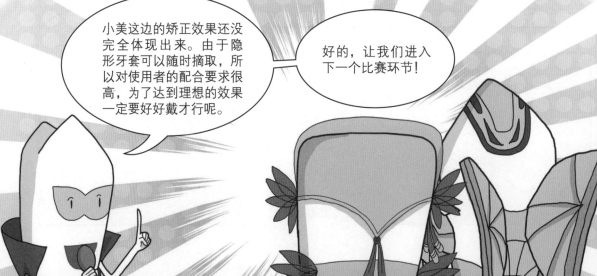

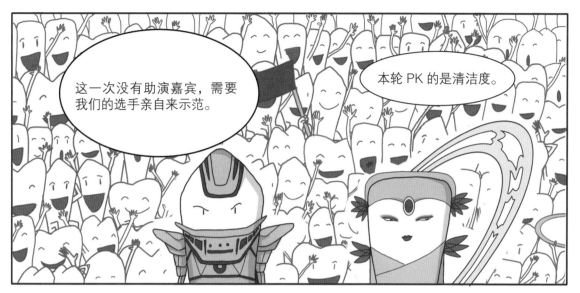

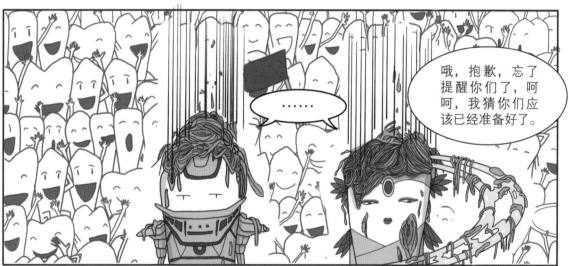

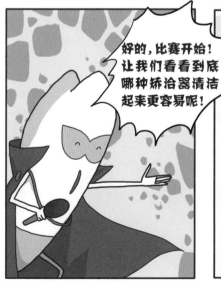

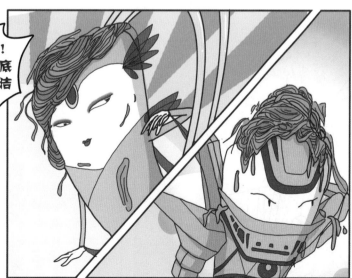

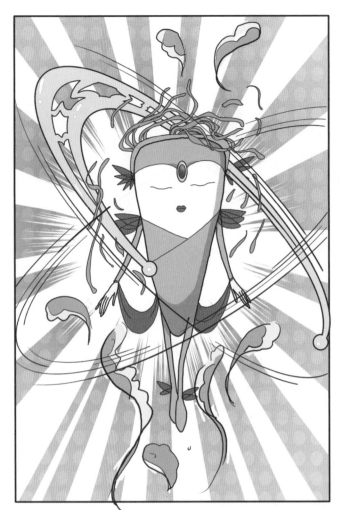
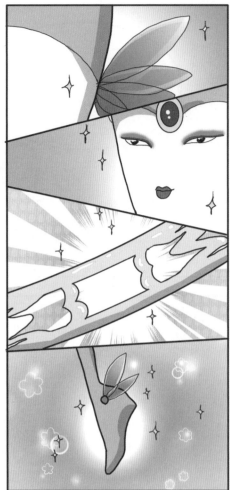
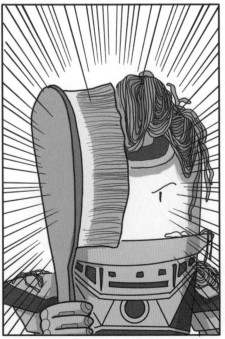
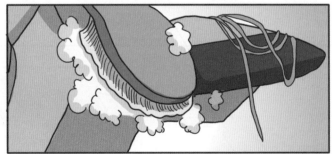
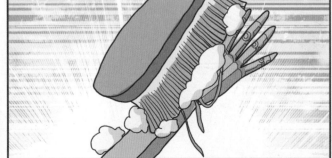

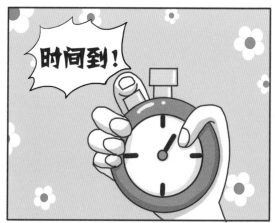

时间到！

让我们来看看双方的情况。

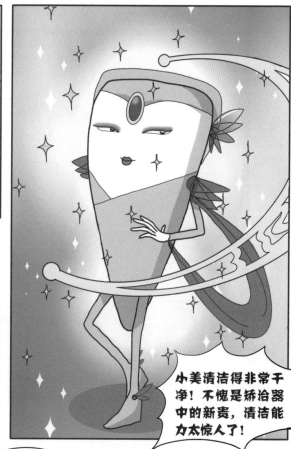

小美清洁得非常干净！不愧是矫治器中的新贵，清洁能力太惊人了！

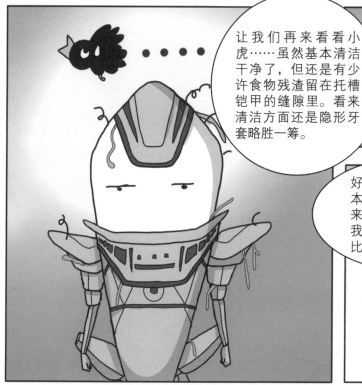

小虎加油

让我们再来看看小虎……虽然基本清洁干净了，但还是有少许食物残渣留在托槽铠甲的缝隙里。看来清洁方面还是隐形牙套略胜一筹。

好的，我们的比赛基本告一段落了，接下来，有请大象师父为我们评判一下今天的比赛情况吧。

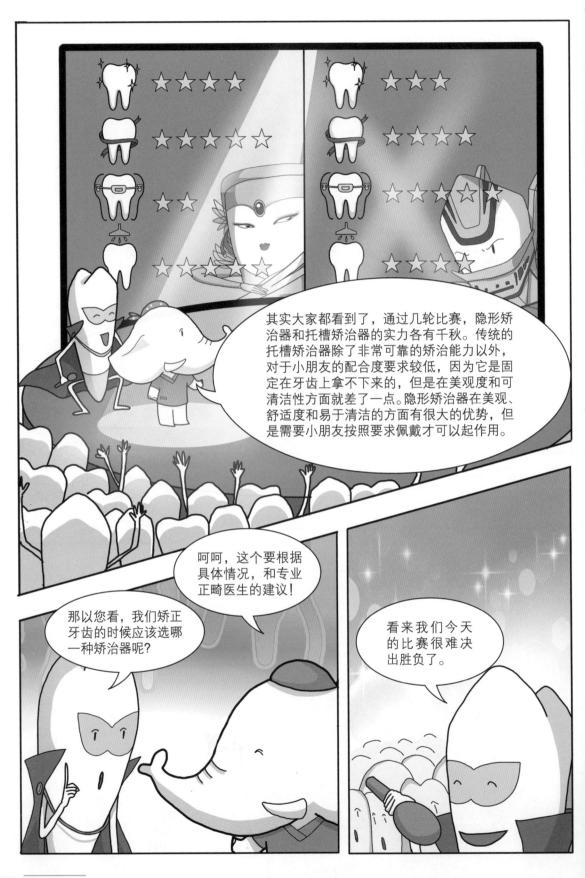

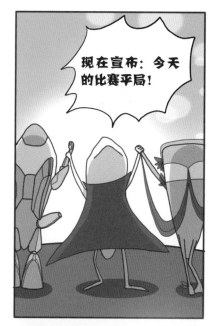

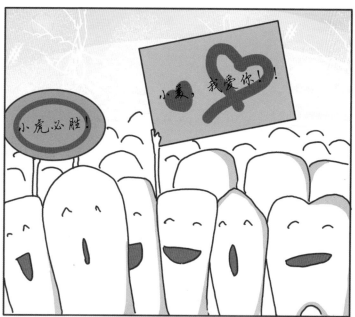

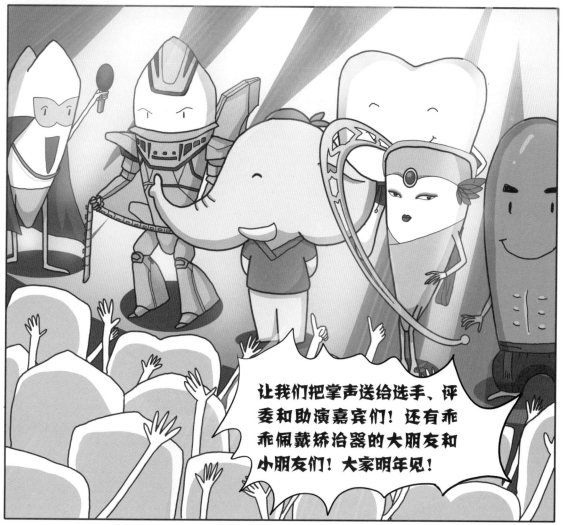

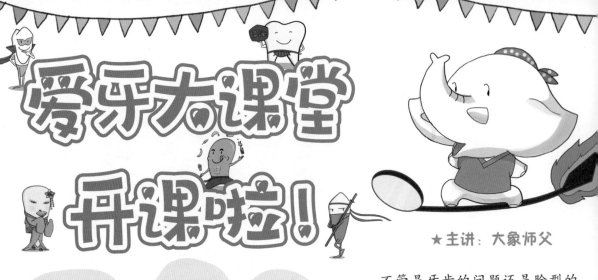

爱牙大课堂 开课啦！

★主讲：大象师父

不管是牙齿的问题还是脸型的问题，很多都可以通过矫正牙齿来解决。牙齿的问题包括牙齿拥挤、排列不齐、牙齿有缝隙、门牙前突等。而脸型问题包括上唇突、下巴短、"地包天"等，可以通过早期矫正（开始换牙之后到换完牙之前）来解决。

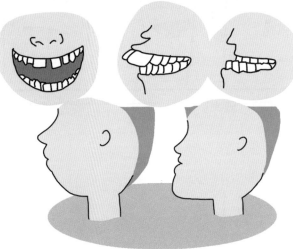

牙齿不整齐除了影响美观之外，还可能引起其他问题。比如更难清洁，容易造成蛀牙、牙龈红肿等问题。也有可能引起咬合的问题，导致牙齿因受力不匀而损伤，或者引起咬合关节受到损伤等。

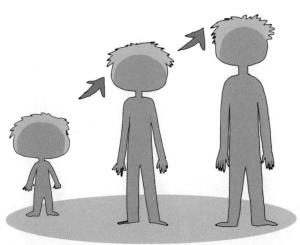

矫正的最佳时机，因人而异。如果脸型及面部骨骼没有问题，那么可以等换完牙之后（一般11～13岁）再开始；如果脸型或者面部骨骼需要调整，那么就需要做早期矫正，一般7～10岁开始。如果有"地包天"的情况，则越早越好，一般3～4岁就可以开始矫正。另外吐舌头、咬手指、咬嘴唇、口呼吸等口腔不良习惯，也容易引起错合畸形及颜面不美观。这些口腔不良习惯，是否需要干预以及干预的时机则需要专业的口腔医生来判断。

第十章

爱牙王侠反击战

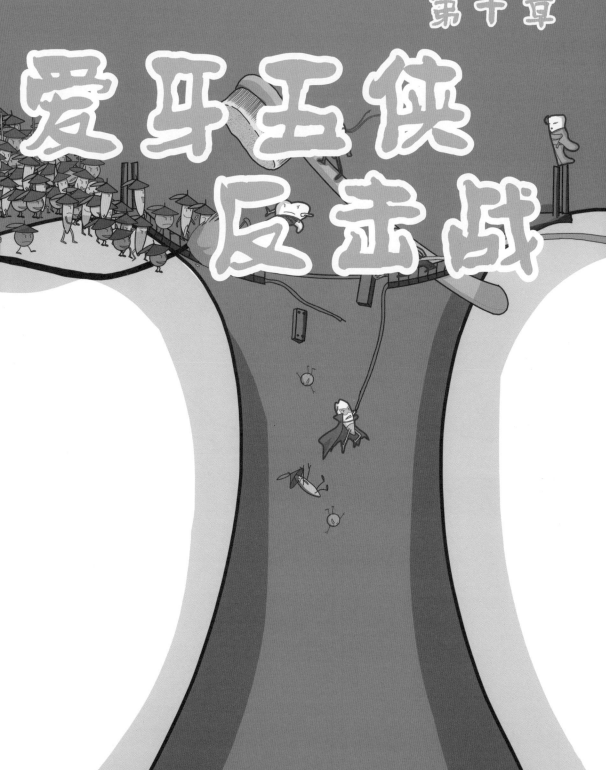

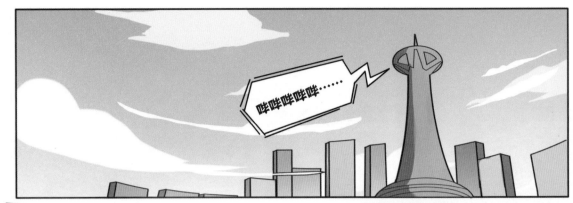

哔哔哔哔哔……

哔哔哔哔哔哔……

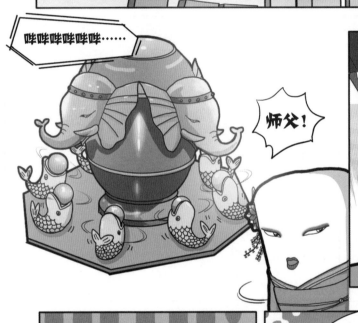

师父！

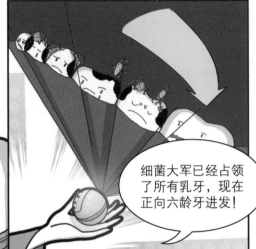

细菌大军已经占领了所有乳牙，现在正向六龄牙进发！

所以，这次一定要阻止细菌侵犯六龄牙，明白了吗！

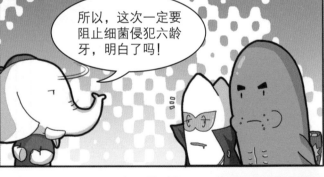

看来这场大战是无法避免了。六龄牙是恒牙，要陪伴小朋友一生，一旦出现蛀牙，就会一颗接一颗……

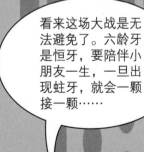

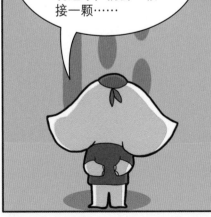

那还不快去！

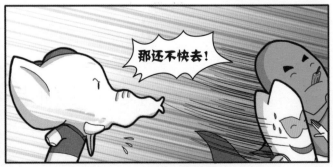

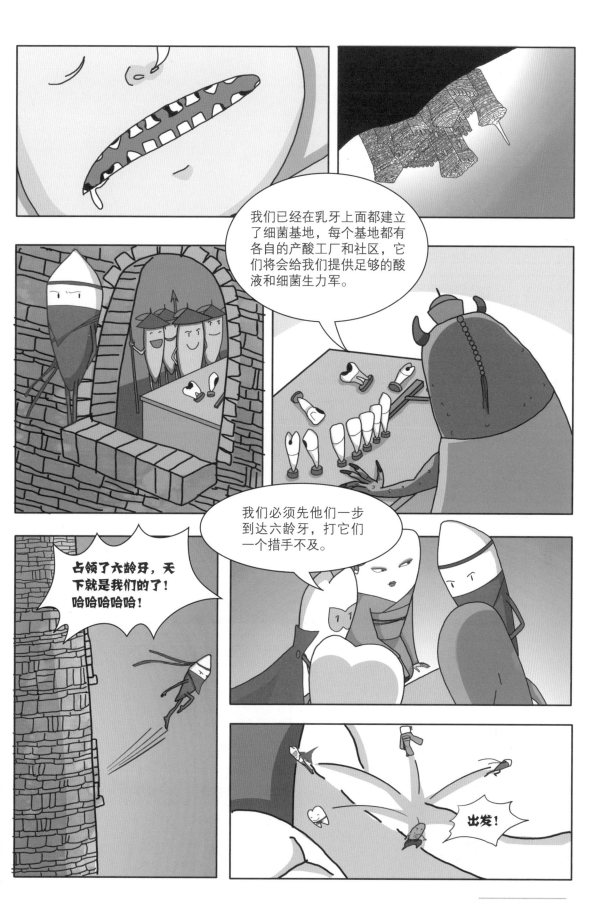

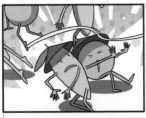

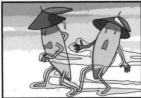

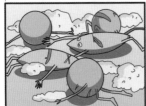

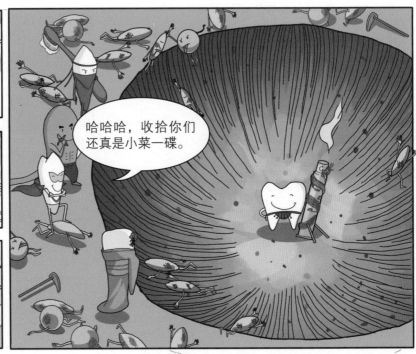

哈哈哈，收拾你们还真是小菜一碟。

细菌基地

大王，不好了！不好了！

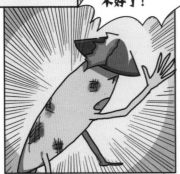

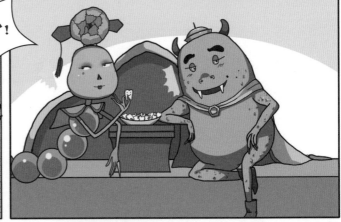

我们中了爱牙五侠的埋伏，搭上了好多兄弟！他们还说……还说只要我们敢去六龄牙，就让我们有去无回！

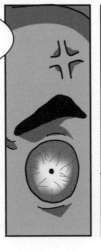

岂有此理！又是爱牙五侠！

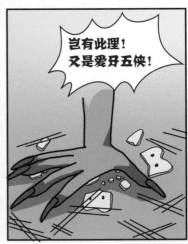

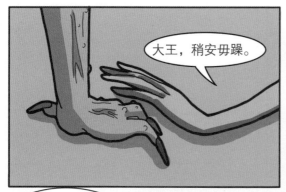

大王，稍安毋躁。

说得有理！我们有这么多的细菌大军，还会怕那几个小子吗！

以前，我们还让他们三分。现在我们有了这么多龋齿基地，谁还怕他们，这次就让他们看看我们的厉害！

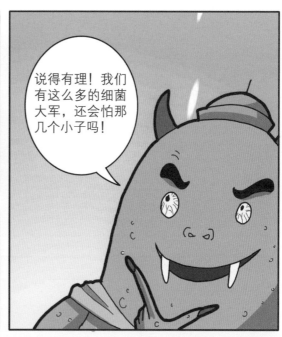

既然他们自己送上门，那就等着改名叫"烧烤五侠"吧！

你们这些没用的家伙！看本王的厉害！

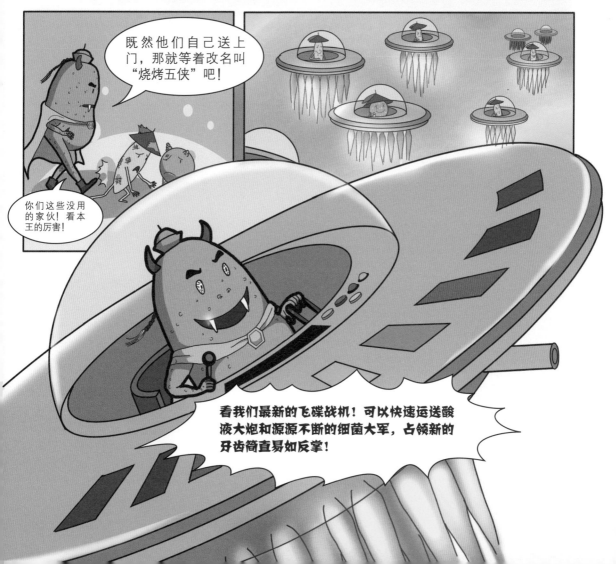

看我们最新的飞碟战机！可以快速运送酸液大炮和源源不断的细菌大军，占领新的牙齿简直易如反掌！

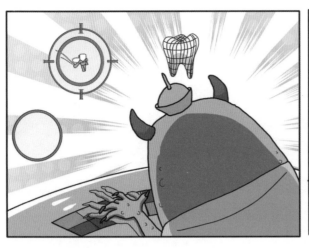
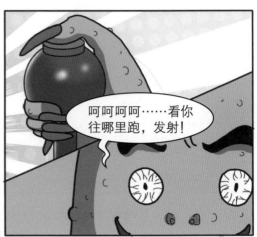
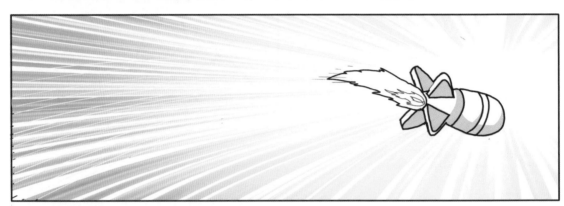
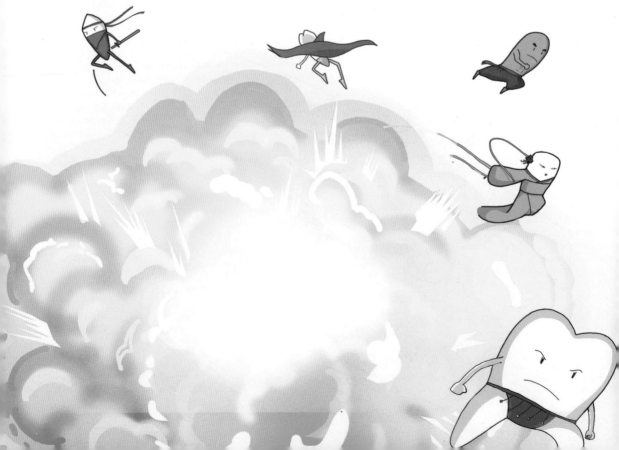

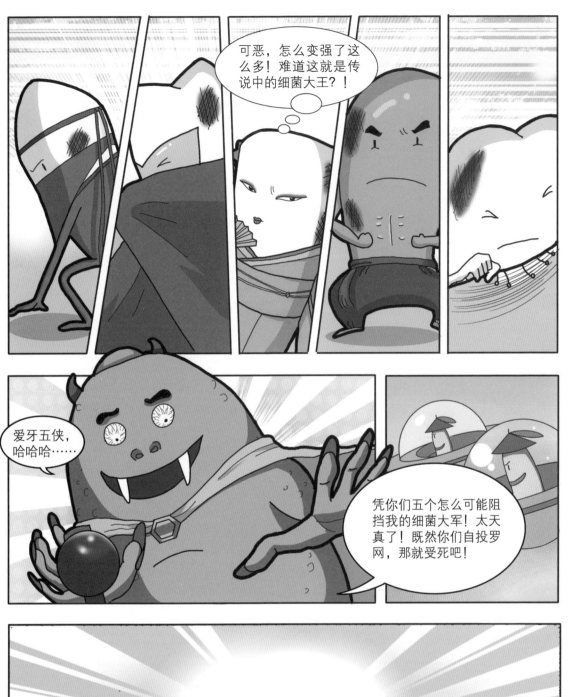

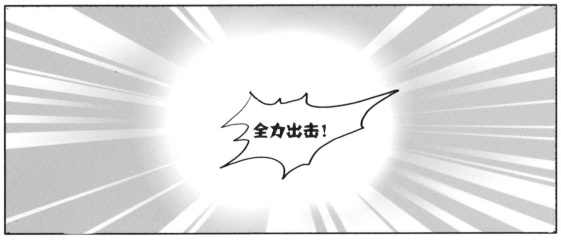

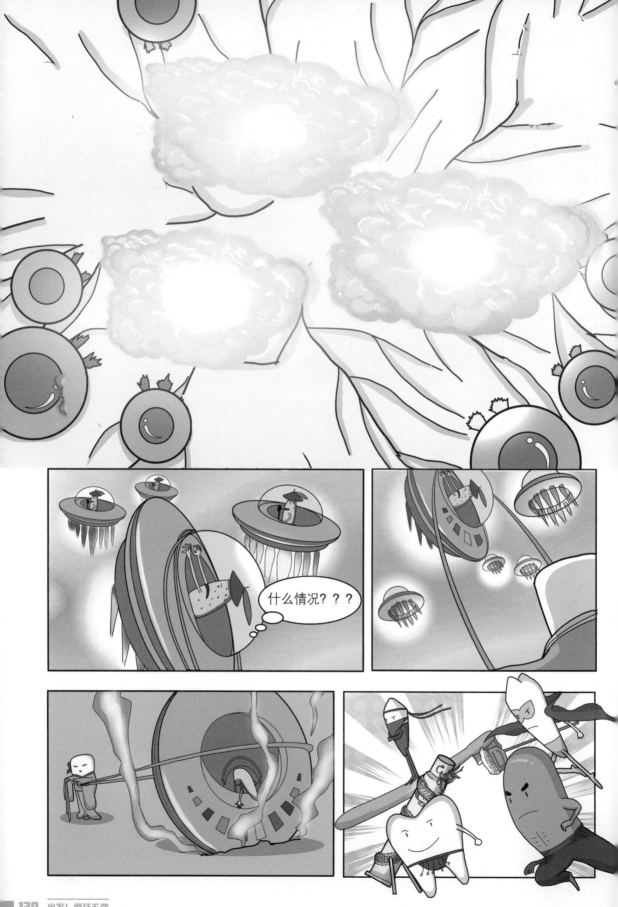

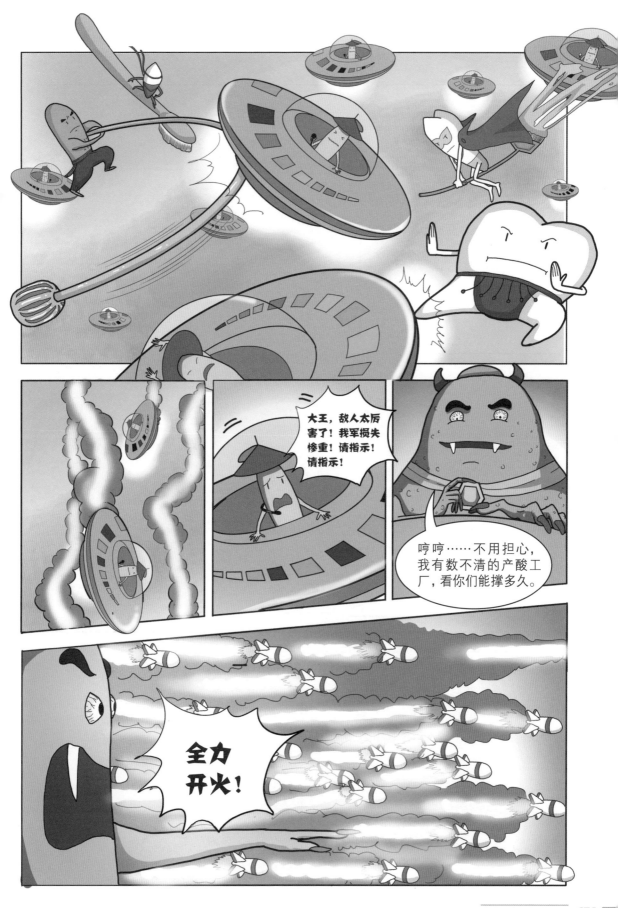

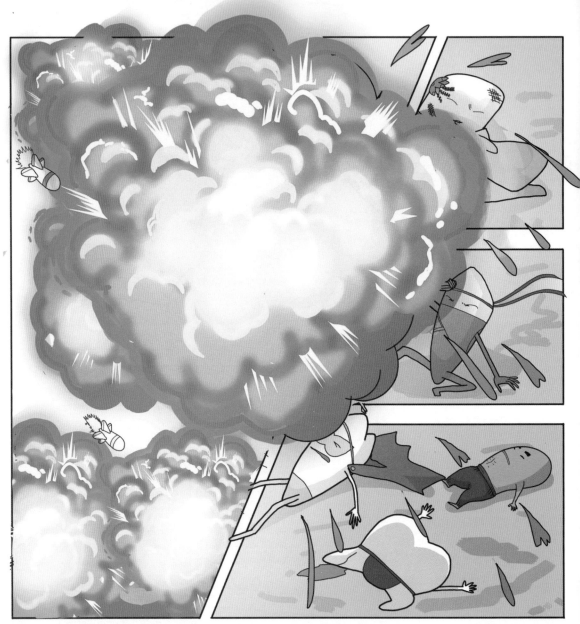

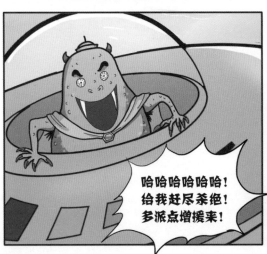

哈哈哈哈哈哈！
给我赶尽杀绝！
多派点增援来！

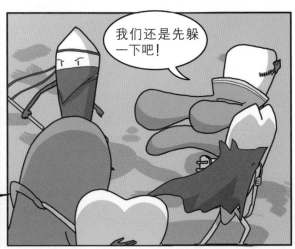

我们还是先躲
一下吧！

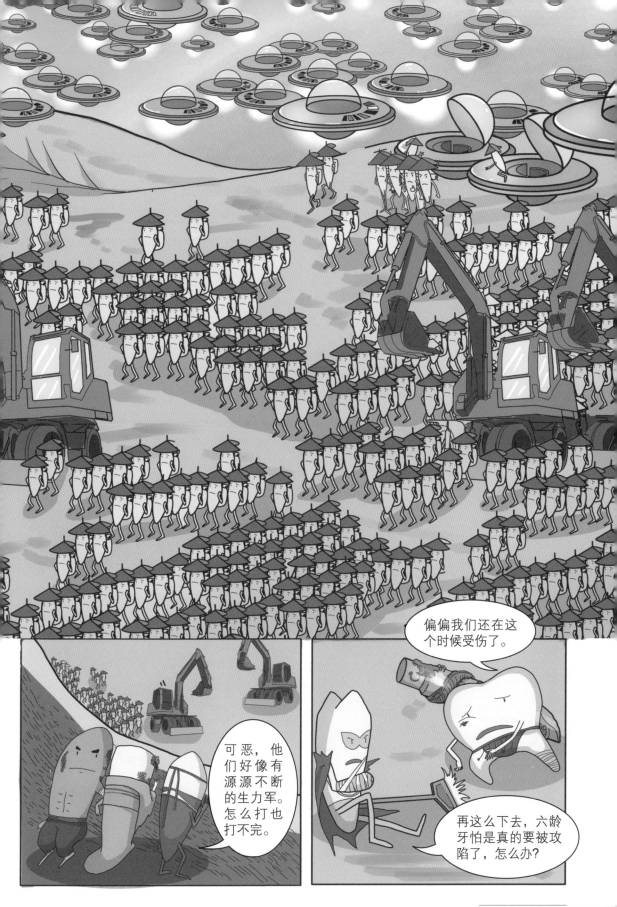

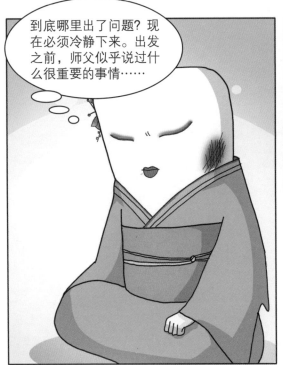

到底哪里出了问题？现在必须冷静下来。出发之前，师父似乎说过什么很重要的事情……

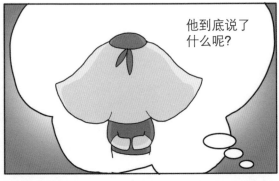

他到底说了什么呢？

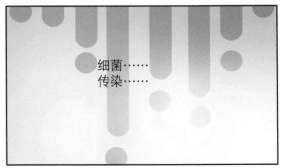

细菌……
传染……

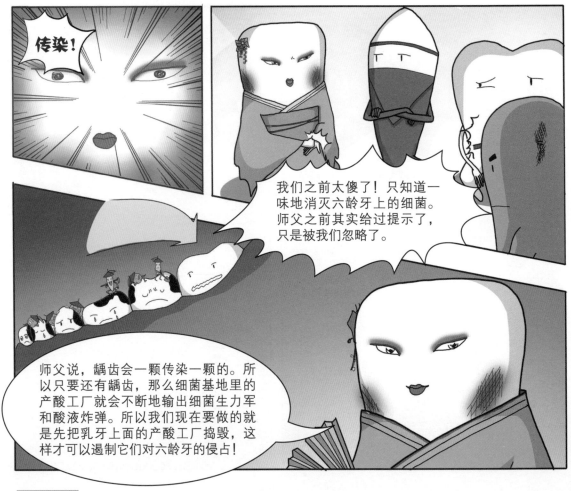

传染！

我们之前太傻了！只知道一味地消灭六龄牙上的细菌。师父之前其实给过提示了，只是被我们忽略了。

师父说，龋齿会一颗传染一颗的。所以只要还有龋齿，那么细菌基地里的产酸工厂就会不断地输出细菌生力军和酸液炸弹。所以我们现在要做的就是先把乳牙上面的产酸工厂捣毁，这样才可以遏制它们对六龄牙的侵占！

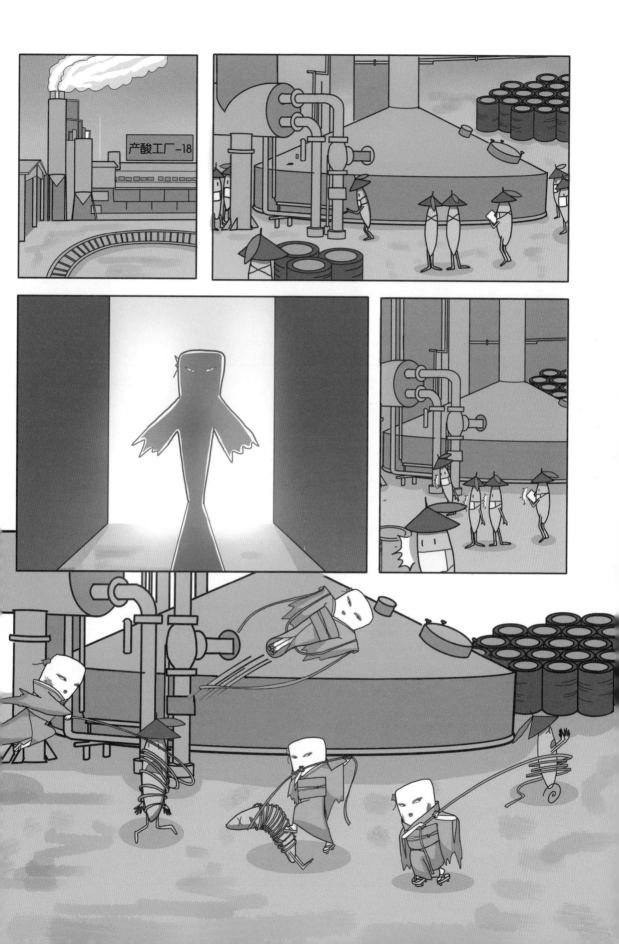

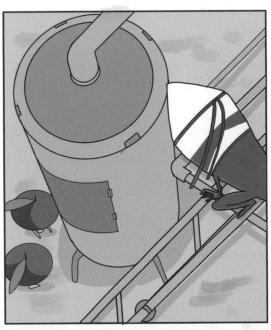

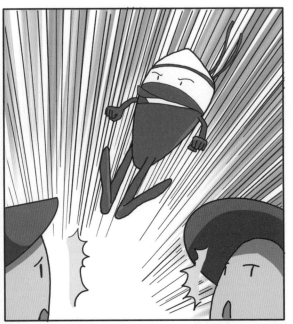

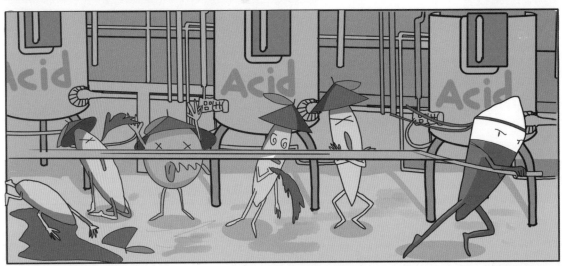

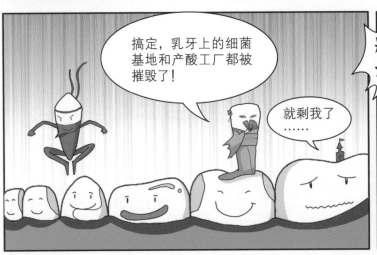

搞定，乳牙上的细菌基地和产酸工厂都被摧毁了！

就剩我了……

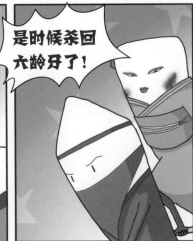

是时候杀回六龄牙了！

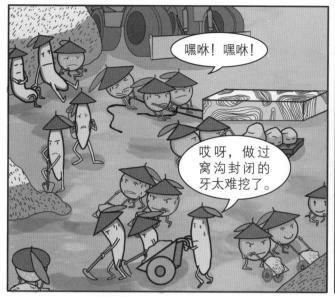

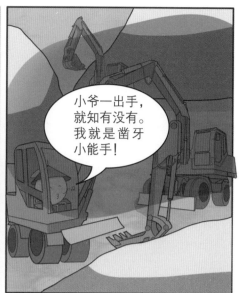

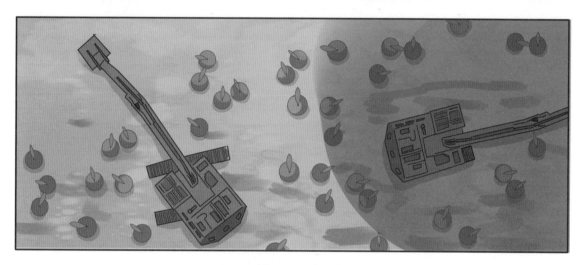

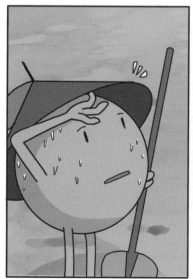

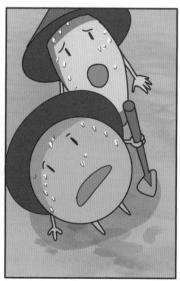

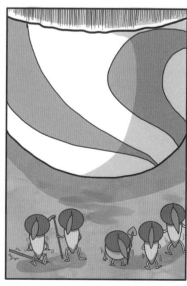

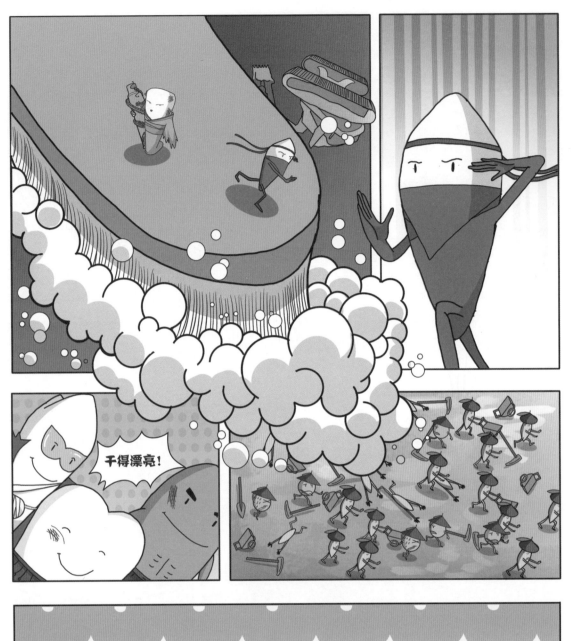
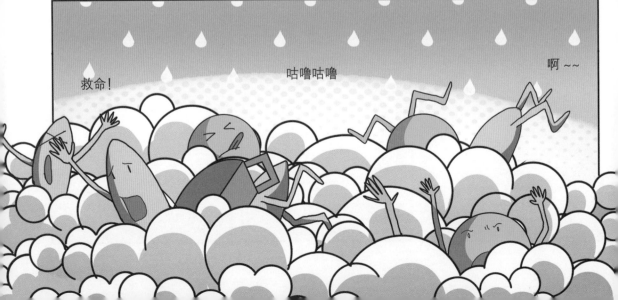

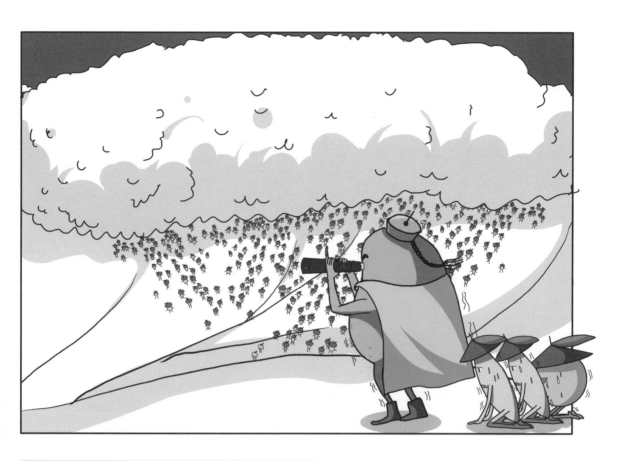

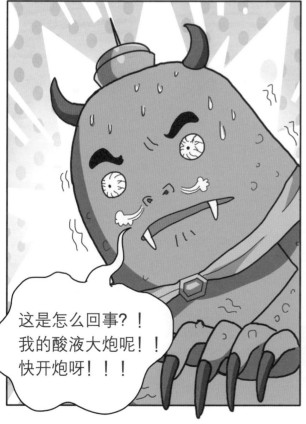

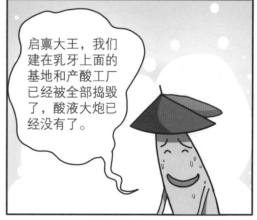

启禀大王，我们建在乳牙上面的基地和产酸工厂已经被全部捣毁了，酸液大炮已经没有了。

这是怎么回事？！我的酸液大炮呢！！快开炮呀！！！

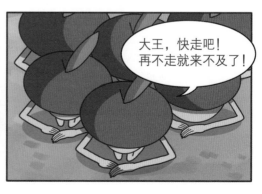

大王，快走吧！再不走就来不及了！

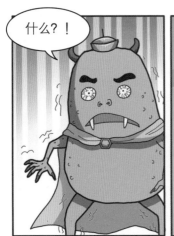

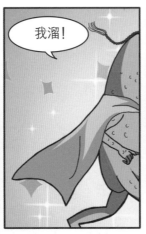

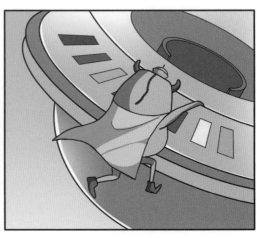

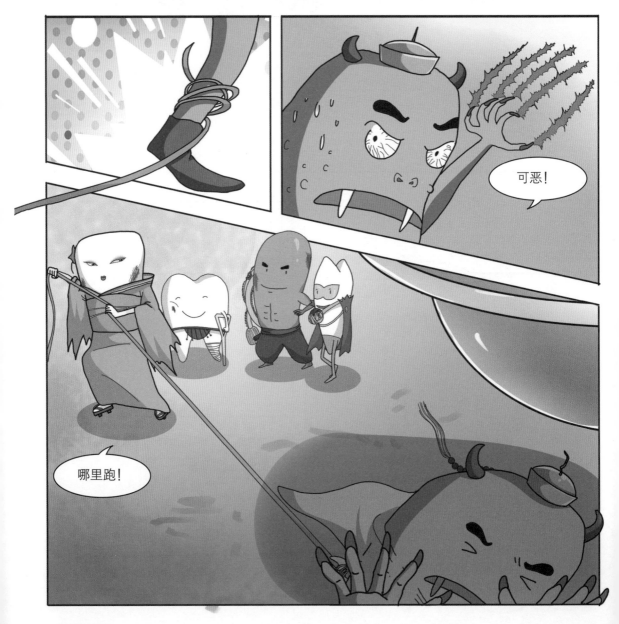

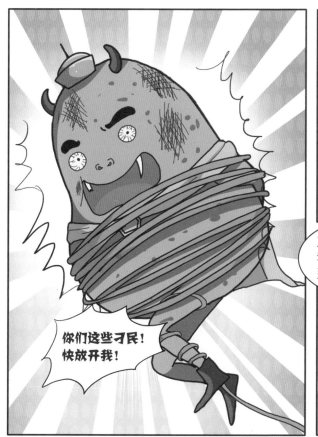

你们这些刁民！
快放开我！

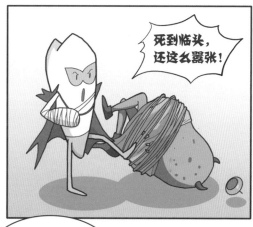

死到临头，
还这么嚣张！

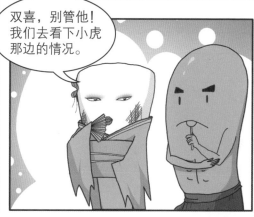

双喜，别管他！
我们去看下小虎
那边的情况。

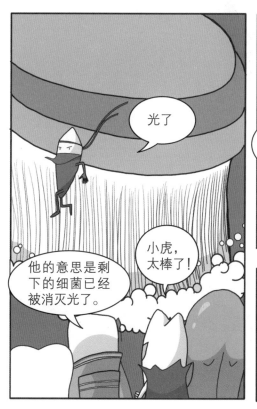

光了

小虎，
太棒了！

他的意思是剩
下的细菌已经
被消灭光了。

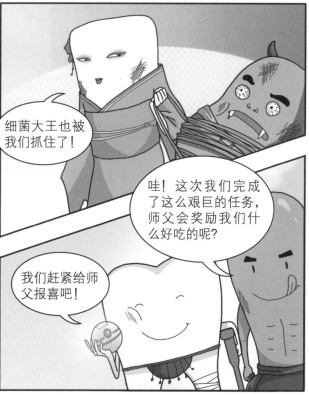

细菌大王也被
我们抓住了！

哇！这次我们完成
了这么艰巨的任务，
师父会奖励我们什
么好吃的呢？

我们赶紧给师
父报喜吧！

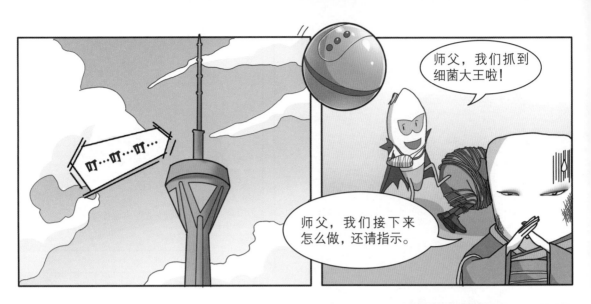

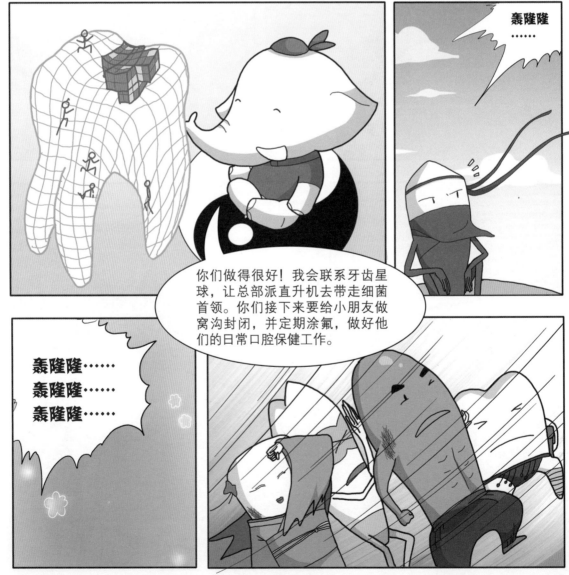

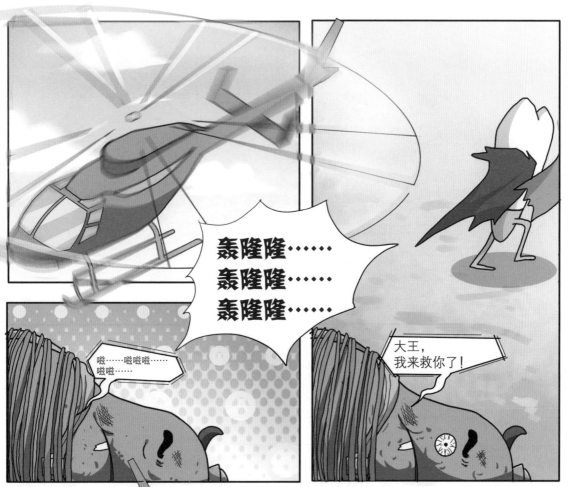

轰隆隆……
轰隆隆……
轰隆隆……

嗞……嗞嗞嗞……
嗞嗞……

大王，
我来救你了！

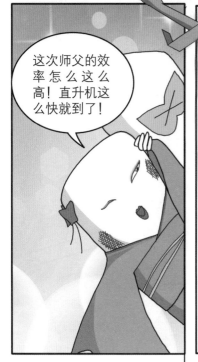

这次师父的效率怎么这么高！直升机这么快就到了！

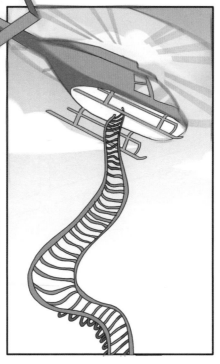

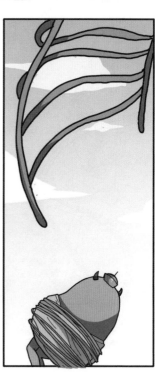

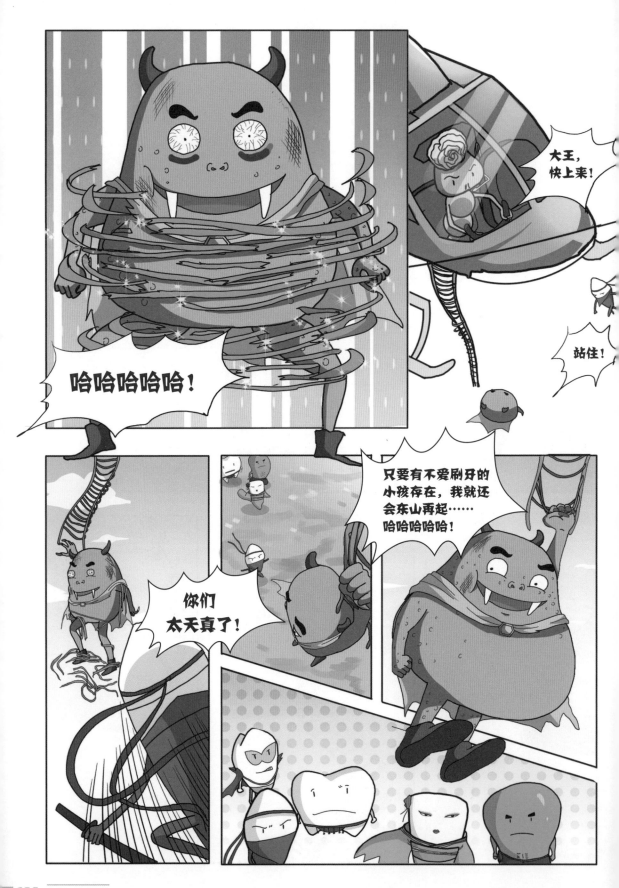

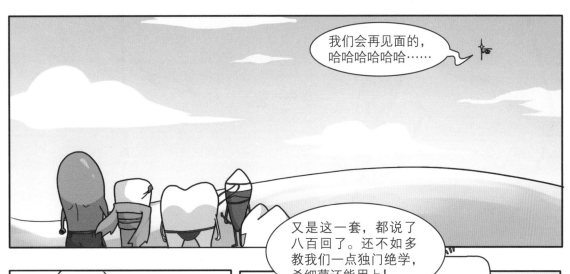

我们会再见面的，哈哈哈哈哈哈……

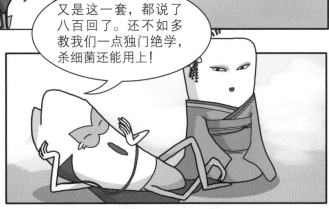

又是这一套，都说了八百回了。还不如多教我们一点独门绝学，杀细菌还能用上！

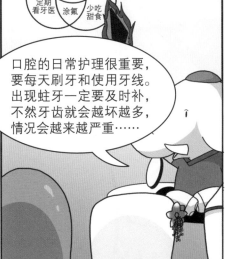

刷牙
窝沟封闭
使用牙线
口腔健康
定期看牙医
涂氟
少吃甜食

口腔的日常护理很重要，要每天刷牙和使用牙线。出现蛀牙一定要及时补，不然牙齿就会越坏越多，情况会越来越严重……

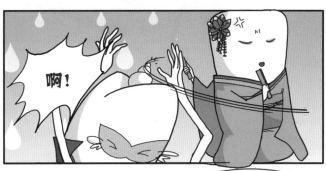

啊！

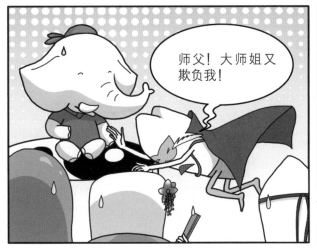

师父！大师姐又欺负我！

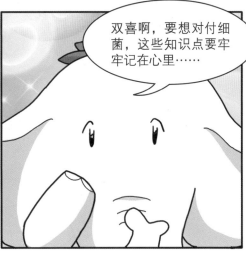

双喜啊，要想对付细菌，这些知识点要牢牢记在心里……

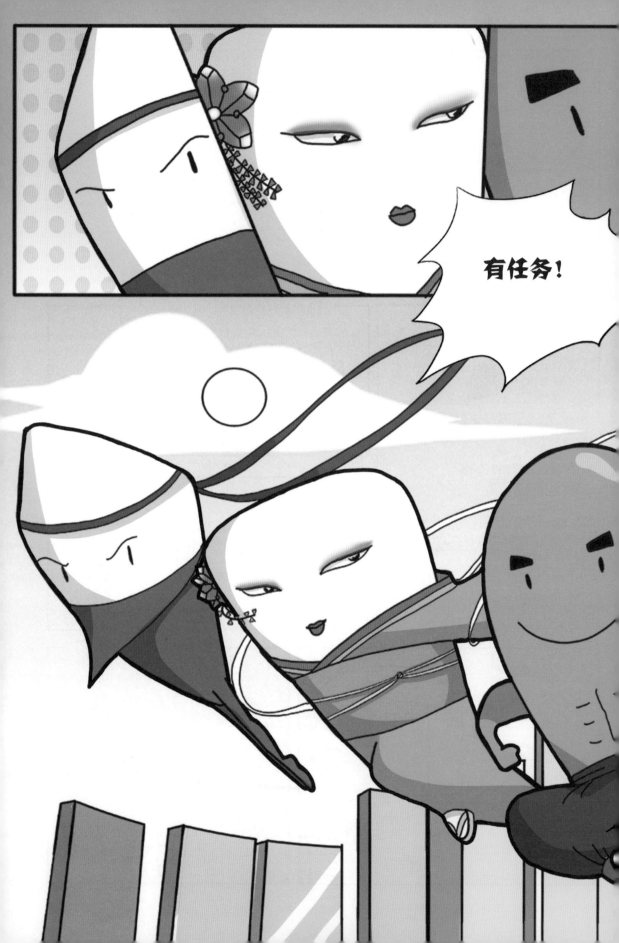

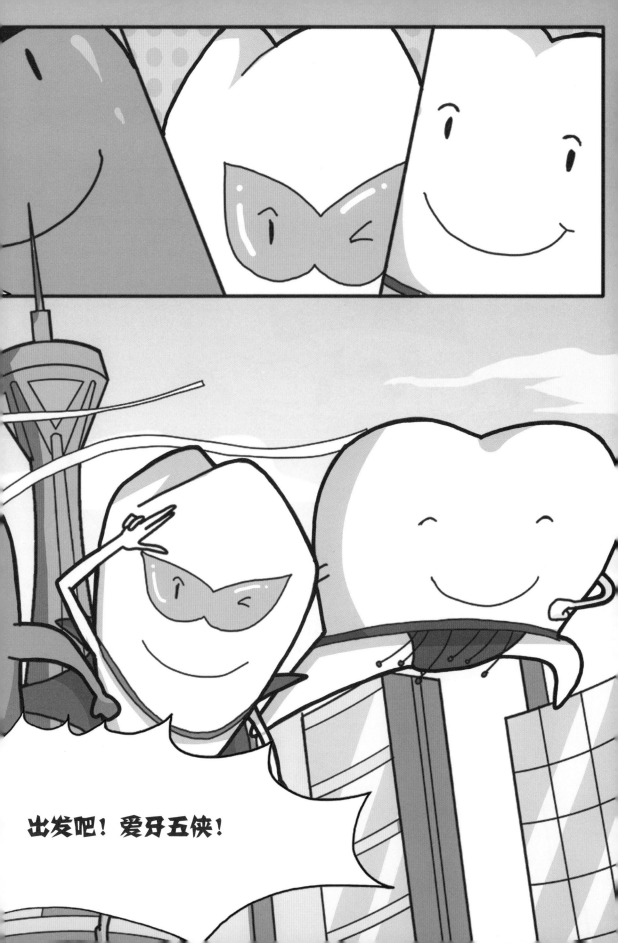

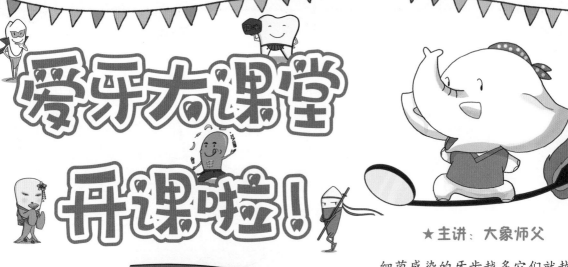

爱牙大课堂 开课啦！

★主讲：大象师父

细菌感染的牙齿越多它们就越强大，牙齿也越容易坏。所以蛀牙一经发现，就应该及时补起来，避免龋齿进一步发展到其他牙齿上面。

忽视乳牙龋齿问题，可能会导致整个牙冠都烂掉。当相邻的两颗牙齿向烂掉牙冠的空隙中间倾斜，就容易导致下面等待萌出的恒牙萌出的位置或方向发生改变。

另外，乳牙的龋齿继续发展就会引起牙髓感染，变成疼痛难受的牙髓炎。当感染到牙齿根尖的部分时，还会影响乳牙牙根下面恒牙胚的生长和发育，导致长出发育不良的牙齿。

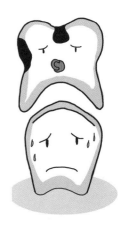

牙齿根尖部位的炎症还可能影响恒牙萌出的方向，让牙齿歪着长出来。

而种种这些对乳牙龋齿的忽视，最终可能导致萌出的恒牙不整齐。

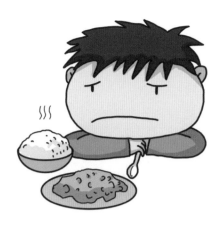

乳牙龋齿不及时处理，可能还会影响到儿童的全身健康。

例如，小朋友吃饭会塞牙，或者由于牙疼引起食欲下降，进一步造成营养吸收障碍。

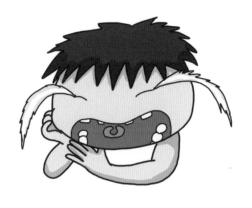

蛀牙处于慢性炎症的时候，可能不怎么疼，可一旦严重起来，就会引起严重的痛感，甚至疼到不能入睡的程度。

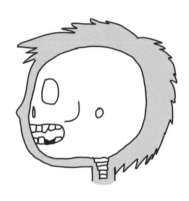

烂牙吃东西容易导致咀嚼不足，这可能会造成颌骨发育不足、牙床狭窄、脸型不好看等问题。

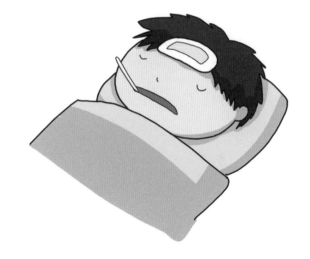

严重的蛀牙可能会引起全身性的感染。

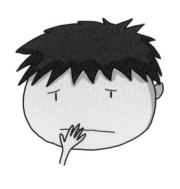

还有可能造成儿童心理问题。正所谓"爱美之心，人皆有之"。牙齿难看，也可能导致儿童产生自卑心理。